Die Steinzeiternährung "Paleo 30"

Das 30 Tage Programm für Anfänger

von

Michael Iatroudakis

Bibliografische Informationen der Deutschen Nationalbibliothek: Die Deutsche Nationalbibliothek verzeichnet diese Publikation in der Deutschen Nationalbibliografie; detaillierte bibliografische Daten sind im Internet über dnb.d-nb.de abrufbar.

Cover-Gestaltung: Michael Iatroudakis

Kontakt über: www.my-kindle-ebooks.de

Fotos: www.fotolia.de (Lassedesignen, mythja)

Herstellung und Druck:
Siehe Eindruck auf der letzten Seite

ISBN-13: 978-1496172549
ISBN-10: 149617254X

Hinweis:

Diese Publikation wurde nach bestem Wissen recherchiert und erstellt. Verlag und Autor können jedoch keinerlei Haftung für Ideen, Konzepte, Empfehlungen und Sachverhalte übernehmen.

Die publizierten Tipps und Ratschläge sind als Hilfen zu verstehen, um jeweils zu eigenen Lösungen zu kommen. Bei offenen Fragen kontaktieren Sie bitte Ihren Hausarzt.

Das Buch ersetzt nicht eine medizinische Behandlung / Therapie oder eine krankheitsbedingte Ernährungstherapie / Beratung. Der Autor und der Verleger können keine absolute Garantie für Ihr persönliches Ergebnis übernehmen. Sie handeln in allen Fällen eigenverantwortlich.

Als Leserin und Leser dieses Buches möchten wir Sie ausdrücklich darauf hinweisen, dass keine Erfolgsgarantien oder Ähnliches gewährleistet werden können. Auch kann keinerlei Verantwortung für jegliche Art von Folgen, die Ihnen oder anderen Lesern im Zusammenhang mit dem Inhalt dieses Buches entstehen, übernommen werden.

Der Leser ist für die aus diesem Buch resultierenden Ideen und Aktionen selbst verantwortlich.

Inhaltsverzeichnis:

Einleitung	5
Was ist die Steinzeiternährung?	7
Vom Mammut zur Gazelle mit der Steinzeiternährung	11
Die Vor- und Nachteile dieser Ernährungsform	17
Was ist das 30 Tage Programm?	20
Fallbeispiel 1	**22**
30 Tage Paleo – für wen ist sie geeignet	25
Wie funktioniert das 30 Tage Programm?	35
Warum 30 Tage Paleo Programm?	37
Die Regeln von Paleo 30	39
Fallbeispiel 2	**49**
Tipps zum Durchhalten (30 Tage)	51
10 Wichtige Tipps zum Durchhalten für „Einsteiger“	54

Fitness bei Paleo – so hält man durch 64

Die Lifestyle-Tipps für 30 Tage Paleo 66

Was kommt danach? 69

Mit Paleo 30 – das sollten Sie wissen 75

Eine Beispiel-Woche (7 Tage): Rezepte 77

Frühstücksideen nach Paleo – so wird das Frühstück nicht einseitig 89

Nachwort 94

Quellen - Informationsseiten 104

Diverse Webseiten zum Thema: „Paleo“ 106

Empfohlene Literatur zum Thema: „Paleo “ 107

Über den Autor 109

Ich gebe Ihnen eine Garantie 113

Bitte um ein Feedback 114

Rechtliches 115

Haftungsausschluss/Disclaimer 116

Einleitung

Es ist ein Drama: Das Bärenfell passt nicht mehr um die Hüften, der Lendenschurz zwickt hinten und vorn, die Fellweste verdeckt nicht mehr den Bauch – jetzt ist es allerhöchste Zeit, etwas für die Figur zu tun und auf die Paleo-Ernährung zu wechseln. ;-)

Sie haben noch nie davon gehört? Die Paleo Ernährungsform, Höhlenmensch Ernährung, Steinzeit Diät oder Caveman Diet (amerikanische Form für Ernährung) ist eine Art der Ernährung, bei der es nur wenige Faustregeln zu beachten gibt. Hier ist Schluss mit dem Kalorienzählen und dem ständigen Ausfüllen von Ernährungstabellen und Ernährungstagebüchern. Mit der Paleo-Ernährung können Sie sich richtig sattessen, nebenbei abnehmen und dabei noch topfit werden!

Wichtig ist nur, dass Sie sich an ein paar kleine Regeln halten!

In diesem Buch „Die Steinzeiternährung/das 30 Tage Programm (Whole30)“ möchte ich Ihnen diese besondere Ernährungsform näher bringen und Sie dabei motivieren, diese 30 Tage lang durchzuführen und dabei spüren, was in den nächsten Tagen mit Ihrem Körper passiert.

Erfahren Sie, was die Steinzeiternährung ist und wie sie funktioniert. Des Weiteren werde ich Sie darüber informieren, was Sie essen dürfen/müssen und was Sie eher meiden sollten. Auch die „Grauzonen“ in dieser Ernährungsform werden wir gemeinsam aufdecken und Ihnen letztendlich Tipps & Tricks aufzeigen, wie Sie die ersten 30 Tage durchhalten!

Am Ende dieses Buches finden Sie dann einen einwöchigen Ernährungs-Plan als Ansporn oder besser gesagt als Ansatzpunkt für den Beginn Ihrer 30-tägigen Paleo Zeit!

Im Anhang habe ich Ihnen darüberhinaus eine Liste mit weiterführender Literatur (auch Webseiten) aufgelistet, damit Sie (bei Interesse) sich hier und da, tiefer in die Materie einlesen können.

Fangen wir an…

Ihr
Michael Iatroudakis

Was ist die Steinzeiternährung?

Hier heißt es: Back to the Roots (zurück zu den Wurzeln)

„Back to the Roots“ - das ist das Prinzip, worauf die Paleo Ernährung basiert. Der Grund: Die Ernährungswissenschaftler sind der Annahme, dass die Ernährung der Steinzeitmenschen evolutionär betrachtet die einzig Richtige war und immer noch für uns ist. Aus diesem Grund wird die Steinzeit-Ernährung auch gern als Steinzeit-Diät, Paleo-Diät oder Caveman-Diät bezeichnet.

Die Nahrungsmittel, die unsere menschlichen Vorfahren zu sich nahmen, waren jene, die immer noch am besten zu unserem heutigen Stoffwechsel passen. Die menschlichen Gene veränderten sich über die letzten Jahrtausende nicht schnell genug, um sich an unsere neue (von der Zeit der Industrialisierung geprägten) Ernährung anzupassen. Unsere heutigen Gene sind immer noch zu 99,99 % identisch mit jenen unserer Vorfahren. Forschungsergebnisse haben Hinweise geliefert, dass unsere Vorfahren sehr gesund waren. Trotz ihrer geringeren Lebenserwartung lagen die Ursachen der Todesfälle überwiegend äußeren, natürlichen Faktoren wie extremes Wetter, Unfälle, Raubtiere und Infektionen zugrunde.

Sie litten also nicht an chronischen Zivilisations-Krankheiten wie Diabetes, Krebs, Bluthochdruck oder Herzkrankheiten. Diese Krankheiten entstanden erst viele Jahre später, als der Mensch zur Landwirtschaft überging und noch später, als man begann, Lebensmittel künstlich zu verarbeiten und mit Zusatzstoffen (Konservierungsstoffen, künstlichen Aromen usw.) anzureichern. Die Körper unserer Vorfahren erhielten ihre (Lebens-)Energie von gesunden und vor allem ursprünglichen Nahrungsmitteln.

Diese Nahrungsmittel ermöglichten es, die erforderliche Höchstleistung zu erbringen, die unseren Vorfahren tagtäglich abverlangt wurde. Unsere menschlichen Vorfahren waren ständig körperlich aktiv, denn sie mussten ihre Nahrung jagen und sammeln. Ihre körperlichen Herausforderungen waren oftmals extrem, da sie schnell laufen mussten, um wilde Tiere zu jagen.

Um Ausschau nach Tieren zu halten, legten die Jäger dieser Zeit zu Fuß durchschnittlich rund 20 km pro Tag zurück. Dies beinhaltete auch kurze, schnelle Aktivitäten und Sprints, wenn Wildtiere entdeckt wurden oder diese die Flucht ergreifen mussten.

Die Ernährungsgewohnheiten unserer Vorfahren wurden in den letzten Jahren genau unter die Lupe genommen. Das Ergebnis dieser wissenschaftlichen

Studien war, dass die Ursache der fast „übermenschlichen“ Fähigkeiten unserer Vorfahren in ihren natürlichen Lebensmitteln und ihren Lebensgewohnheiten zu finden seien.

Das Fleisch von Tieren und Fischen sorgte für das nötige Eiweiß sowie die essentiellen Fettsäuren. Letztere lieferten – zusammen mit Ölen – hauptsächlich Nüsse und Samen. Frisches Obst sorgte für Kohlenhydrate und Nährstoffe mit einem niedrigen Glykämischen Index.

Unseren Vorfahren standen keine Milchprodukte, Getreide oder industriell verarbeitete Lebensmittel zur Verfügung. Diese kamen erst mit der Landwirtschaft und der Domestizierung von Tieren. Fakt ist jedoch, dass die Nahrungsmittel unserer Vorfahren nicht lange gelagert werden konnten.

Daher wurden Lebensmittel in der Regel frisch und direkt nach dem Sammeln (oder Jagen) konsumiert. Bedingt durch die Gezeiten und den häufigen Wechsel des Aufenthaltsortes, war die Ernährung unserer Vorfahren abwechslungsreich und vielfältig: Sie bestand aus Fleisch, Fisch und Meeresfrüchten.

Ein weiterer großer Teil der Ernährung oblag Obst, Gemüse, Nüssen, Samen und Wildkräutern. Diese Nahrungsmittel wurden roh verzehrt, was die enthaltene Menge an Mikro- und Makro-Nährstoffen sowie krankheitsvorbeugenden Inhaltsstoffen maximierte. Ergänzt wurden diese gesunden Ernährungsgewohnheiten ebenso durch ein hohes Maß an körperlicher Bewegung.

Vom Mammut zur Gazelle mit der Steinzeiternährung

Wie beispielsweise bei die Atkins-Diät oder anderen Low-Carb-Diäten wird auch bei der Paleo Diät davon ausgegangen, dass die Kohlenhydrate – wozu auch Alkohol und Zucker zählen – verantwortlich dafür sind, dass der Blutzuckerspiegel im Körper sehr schnell ansteigt.

Die Folge ist eine vermehrte Ausschüttung von Insulin, welches den Zuckerhaushalt im Körper reguliert. Insulin sorgt dafür, dass die Energie – selbst in Form von Fett – vom Körper gespeichert wird und die Energie, die bereits gespeichert wurde, nicht abgebaut wird.

Da in der Paleo Ernährung Alkohol und Zucker gemieden wird, schüttet der Körper weniger Insulin aus, was dazu führt, dass der Stoffwechsel in Gang bleibt und in den Energiereserven weniger Nahrung angelegt werden kann. Da dem Körper während dieser Ernährungsweise reichlich Eiweiß (Protein) in Form von beispielsweise Eiern, Fisch und Fleisch zugeführt wird, schrumpfen allerdings die Muskeln nicht, sondern lediglich die leidigen Fettpölsterchen.

Kleiner Exkurs:

Das Hormon Insulin

Was ist Insulin?

Insulin ist ein Hormon, das, wie auch Glukagon (der Gegenspieler von Insulin), in der Bauchspeicheldrüse gebildet wird. Insulin wird bei Bedarf an das Blut abgegeben und löst dann unterschiedliche Wirkungen im Körper aus. Dies bedeutet: Das Insulin fördert den Einstrom von Blutzucker in die Zellen, den Aufbau des Zuckerspeichers in der Leber bzw. in der Muskulatur und auch den Fettaufbau. Wenn wir etwas essen, das Kohlenhydrate enthält, z. B. Nudeln, Brot, Schokolade, Kartoffeln, Reis usw., beginnt der Blutzuckerspiegel im Körper kontinuierlich zu steigen. Im Einzelnen sieht dieser Prozess so aus: Kohlenhydrate werden bereits im Mund, im Magen und im Dünndarm bis in ihre kleinste Bestandteilmasse aufgespalten. Dies ist nunmehr die sogenannte Glucose. Über den Dünndarm bzw. über die Dünndarmzotten gelangt Glucose letztendlich in den Blutkreislauf.

Bedingt durch zu viel Zucker im Blut, bildet die Bauchspeicheldrüse das Hormon Insulin und stellt infolgedessen automatisch die Fettverbrennung ein. Das Hormon Insulin beginnt nun den Überschuss an

Glucose in die Leber und in die Muskulatur zu transportieren. Die Leber und die Muskulatur sind in der Lage, Zucker zu speichern. Da die Speicherkapazität von Muskeln und Leber begrenzt ist, werden größere Mengen an Glucose zu Fett umgebaut und in Fettgeweben eingelagert. Insulin fördert somit die Bildung von Fett und unterdrückt, wie bereits erwähnt, gleichzeitig den Fettabbau. Das heißt im Umkehrschluss: Je mehr Fett im Fettgewebe eingelagert ist, umso mehr Insulin wird für die Bewältigung des Fettstoffwechsels benötigt.

Glukagon, der Gegenspieler von Insulin

Kommen wir zu Glukagon. Dabei handelt es sich um einen Gegenspieler von Insulin. Das Hormon wird von der Bauchspeicheldrüse erst dann freigesetzt, wenn wir eine proteinreiche Mahlzeit (Fleisch, Fisch, Milchprodukte) zu uns nehmen. Glukagon setzt die Fettverbrennungsmaschinerie in Gang und bewirkt somit, dass die Fettzellen ihr Fett in die Blutbahn abgeben, damit dieses von den Körperzellen zum Zwecke der Energiegewinnung verbrannt werden kann.

Desweiteren bewirkt das Hormon Glukagon, dass überschüssiges Wasser über die Nieren ausgeschieden wird. Glukagon fördert die Rückbildung der glatten Muskulatur in den Arterien, was zur Folge hat, dass das Volumen der Gefäße sich weitet. Das Ergebnis:

Ein niedriger / stabiler Blutdruck. Zudem reduziert Glukagon auch die Bildung von Cholesterin in den Körperzellen. Das heißt, dass sich das LDL-Cholesterin („böses“ Cholesterin) im Blut verringert, während sich der Anteil an HDL-Cholesterin („gutes“ Cholesterin) erhöht.

Glukagon und Insulin, eine Zusammenfassung:

Die Hormone Glukagon und Insulin sind für unseren Stoffwechsel maßgeblich. Insulin hat die Aufgabe, den Überschuss an Zucker so schnell wie möglich abzubauen und zu bündeln, bevor dieser im Körper Schaden anrichten kann. Der Ausstoß von Insulin sollte immer die Ausnahme sein und nicht zur Regel werden. Unsere heutige, sehr kohlenhydratreiche Nahrung (vor allem wiederzufinden in Industriezucker und Weißmehl) ist für den menschlichen Organismus auf lange Sicht betrachtet gesundheitsschädlich (Folge: Wassereinlagerung, Bluthochdruck, Entzündungserscheinungen, Herz- und Gefäßerkrankungen, Übergewicht). Dies führt über kurz oder lang zu einer Abstumpfung der Andockstellen für Insulin an den Zellen, außerdem zu Ermüdungserscheinungen in Bezug auf die Bildung von Insulin, ausgehend von der Bauchspeicheldrüse, was wiederum in Fachkreisen als Insulinresistenz bekannt ist. In Kombination mit Bewegungsmangel kann dieses Vorkommen zu Diabetes mellitus Typ 2 führen. Die Bildung von Glukagon sollte hier dominieren, weil dieses die

Fettverbrennung ankurbelt, überschüssiges Wasser mit Hilfe der Nieren ausscheidet und das Cholesterin sowie den Blutdruck stabilisiert. (Extreme) Insulinbildung sollte daher immer die Ausnahme sein.

Fazit - auf den Punkt gebracht:

Wird von der Bauchspeicheldrüse ständig Insulin gebildet, wirkt dies der Fettverbrennung entgegen und bewirkt desweiteren, dass Zucker in Fett umgewandelt wird. Glukagon ist hierbei der Gegenspieler und unterstützt durch seine Anwesenheit im Körper die Fettverbrennung. Daher sollte Ihr oberstes Gebot sein, unnötige Insulinausschüttungen von Seiten der Bauchspeicheldrüse zu unterbinden.

Zur Wiederholung: Wenn Sie gezielt abnehmen möchten, ist es unheimlich wichtig, dass Sie eine unnötige (ständige) Insulinausschüttung vermeiden. Stattdessen sollten Sie über die richtige Auswahl an Lebensmittel, welche das Hormon Glukagon verstärkt zum Einsatz bringen, nachdenken. Das heißt, dass Sie sich auf jene Lebensmittel fokussieren sollten, die in der Steinzeitdiät vorrangig verzehrt wurden. Diese bewirken auch heutzutage, dass der Insulinpegel im menschlichen Organismus im Rahmen bleibt und dass das Hormon Glukagon vermehrt im Körper gebildet werden kann.

Das bedeutet, dass Ihr täglicher Speiseplan aus

Fleisch, Fisch, Gemüse, Blattsalaten, Obst, Eiern, Nüssen(!) und den richtigen Fetten bestehen sollte. Diese Punkte werden wir in den nächsten Kapiteln noch ausführlicher behandeln.

Die Vor- und Nachteile dieser Ernährungsform

Der größte Vorteil der Paleo-Ernährung ist, dass Sie nicht hungern müssen. Ganz im Gegenteil: Sie werden sich mit den erlaubten Lebensmitteln regelrecht satt essen dürfen. Der nächste Vorteil ist, dass es sich hier nicht um eine Blitz-Diät handelt, sondern um eine dauerhafte Umstellung der Ernährung.

Weiterhin ist es wichtig für ihre Gesundheit, dass durch die Paleo Ernährung dem Körper alle wichtigen bzw. essentiellen Nährstoffe zugeführt werden, wie Vitamine, Eiweiße und Spurenelemente.

Der Wermutstropfen, der auf dieser Ernährungsform liegt, ist, dass der Wocheneinkauf recht teuer sein kann, weil überwiegend Fleisch (optimal: Bio-Fleisch aus Weidentierhaltung) und viel frisches Gemüse (optimal wäre Gemüse aus biologischem und regionalem Anbau) auf dem Ernährungsplan stehen. Leider können besonders die hochwertigen Fleischsorten ganz schön die Haushaltskasse belasten.

Dass gesunde Ernährung Geld kostet, steht außer Frage. Daher sollte jeder Mensch für sich selbst entscheiden, ob die Packung Zigaretten für fünf Euro und das 6-Pack-Bier für sieben Euro mit den Ausgaben für hochwertige Lebensmittel dieser Ernährungsweise in Relation stehen darf.

Dennoch möchte ich Ihnen drei Tipps mit auf den Weg geben, wie Sie Ihre Haushaltskasse zu Anfang nicht überfordern.

1. Nehmen Sie Angebote wahr:

Gemüse, Obst, Fleisch und Frisch werden oftmals zum reduzierten Preis angeboten.

Vor allem dann, wenn ein Überangebot einer bestimmten Ware herrscht oder das Produkt sich ihrem Verfallsdatum nähert. Durch solche Angebote können Sie regelmäßig viel Geld beim Einkauf sparen: Bis zu 40 % und mehr Nachlass sind hierbei möglich. Gehen Sie daher öfter kurz vor Ladenschluss auf Schnäppchenjagd oder nutzen Sie den späten Samstagnachmittag zum Einkaufen.

2. Tiefgefrorene Lebensmittel:

Auch Tiefkühlware (Gemüse) gibt es in annehmbarer Qualität und zu relativ günstigen Preisen. Gemüse wie Spinat, Brokkoli, Blumenkohl (geerntet, abgepackt und fachgerecht eingefroren) sind eine ideale Möglichkeit, sich sehr günstig und mit reichlich Gemüse zu versorgen.

3. Kaufen Sie saisonal ein:

Spargel im Dezember? Erdbeeren im Februar? Solches Gemüse bzw. Obst außerhalb der Saison zu kaufen, ist schlicht und ergreifend teuer. Genießen Sie Spargel in den Wintermonaten, so ist allein der Energiekostenaufwand 12-mal höher als im Wonnemonat Mai, wenn der Spargel gleich um die Ecke wächst – natürlich zahlen Sie hier gehörig drauf!

Das gilt auch für Tomaten im Winter oder Äpfel außerhalb der regionalen Saison. Daher können Sie Ihren Geldbeutel optimal entlasten, wenn der Fokus auf saisonales Gemüse bzw. Obst liegt. Spezielle Saisonkalender können Sie sich im Internet kostenlos herunterladen.

Was ist das 30 Tage Programm (Whole30)?

Eine Kurzbeschreibung der 30 Tage Paleo

Das 30-Tage-Programm oder Whole 30 basiert auf der Paleo-Ernährung (Steinzeit-Diät) und verfolgt das Ziel, dass die Ernährung sowie der Lebensstil langfristig umgestellt werden, um der eigenen Gesundheit Genüge zu tun. Dieses Programm hilft Ihnen dabei, sich wieder so zu ernähren, wie es der Körper aufgrund der jahrtausendlangen Evolution gewohnt war.

Wenn Sie ein paar einfache Ernährungsregeln befolgen, potenziell gefährliche und gesundheitsschädliche Lebensmittel ausschließen und minimale Veränderungen an Ihrem Lebensstil vornehmen, dann werden Sie im Bereich der Ernährung und der Fitness ein ganz neues Gesundheitsbewusstsein erlangen.

Sie werden Ihre Gewichtsprobleme in den Griff bekommen und auch die große Gefahr, an einer der Zivilisationskrankheiten zu erkranken, minimieren oder sogar komplett aus dem Weg gehen.

Auch können sich in den 30 Tagen Magenbeschwerden, der unliebsame Blähbauch, diverse Verdauungsprobleme, unreine Haut (Akne), Stimmungsschwankungen, Energielosigkeit, Schlafstörungen und vieles mehr, rapide verbessern oder gar komplett verschwinden.

Fallbeispiel 1

Einen schönen guten Tag. Ich heiße Frank und bin 45 Jahre jung :-) Ich möchte Ihnen nun hier meine Erfahrung mit der Paleo–Ernährung mitteilen.

Ich ernähre mich nach dem Paleo-Prinzip seit circa 1,5 Jahren. Ich wog damals bei einer Körpergröße von 180 cm rund 97 kg. Ich betreibe schon sehr lange Fitnesstraining und aß aus diesem Grunde viel Kohlenhydrate in Form von Getreide aller Art, Milchprodukte, alles außer Joghurt und Milch. Ich aß, auf Anraten meines Arztes und meines Heilpraktikers, wenig Fleisch, da mein Harnsäurespiegel und Kreatininwert erhöht waren.

Ich nahm ebenso keine Eiweißgetränke zu mir. Ich ließ im Laufe der Jahre ein kleines Vermögen beim Heilpraktiker liegen in Form von Infusionen, Pillen usw. Es sollte mir ja helfen die Blutwerte und die angebliche Übersäuerung zu verbessern.

Nun ja, über die Jahre hinweg änderte sich rein gar nichts. Die Blutwerte blieben erhöht und langsam war zu beobachten, dass sich auch die Blutfette verschlechterten. Ich denke, ich entwickelte langsam eine Insulinresistenz.

Mein Bauchumfang nahm auf circa 100 cm Umfang

zu und meine Hosengröße betrug stolze W 36! Mein Körperfettgehalt belief sich auf unglaubliche 20%, gemessen mit der Fett-Messzange. Ich fühlte mich aufgebläht, unwohl, müde, unkonzentriert und gereizt. Manchmal schlief ich sehr schlecht und hatte des Nachts öfters Herzklopfen. Was mein Hautbild anging: Das war auch nicht gerade das Beste.

Irgendetwas musste sich ändern. Durch Zufall erfuhr ich von den Büchern „Die Anabole Diät"*, " Syndrom X" oder „Ein Mammut auf den Teller!"*, „Leben ohne Brot"*, „Die Steinzeit-Diät"* und „Die Steinzeit steckt uns in den Knochen"*.

Ich fing nun an, die Kohlenhydrate stark zu reduzieren. Am Anfang tat ich mich schwer damit und litt unter den Reaktionen der Reduzierung - so nach und nach wurde es jedoch besser.

Im Laufe der Monate normalisierte sich schließlich mein Organismus. Anfang des Jahres entsagte ich den Milchprodukten, bis auf Käse, und achte stark darauf, wie und woher das Fleisch, Eier, Käse, Gemüse stammten. Dies bedeutet: Ich überprüfte, wo die Lebensmittel angebaut wurden bzw. woher sie kamen.

Kurzum: Meine Blutwerte stimmen wieder. Ich nahm 15 kg ab, mein Bauchumfang reduzierte sich um circa 15 cm, meine Hosengröße ist nun wieder W32. Obwohl ich rund 2 Gramm Eiweiß/Kg zu mir nehme, fühle ich mich blendend. Ich trainierte weiter, stellte mein Programm ein bisschen um und veränderte mich imposant.

Ich kann nur jedem empfehlen, der für sich für und seinen Körper etwas Gesundes tun möchte, bei der Umstellung der Ernährung anzufangen. Ernährt Euch nach dem Paleo-Prinzip, trainiert kurz, aber hart und ihr werdet wahre Wunder erleben :-). (Quelle: www.der-paleo-lifestyle.de)

30 Tage Paleo – für wen ist sie geeignet

Das 30-Tage-Programm ist dazu gedacht, sich genau nach den Richtlinien der Paleo-Ernährung zu ernähren. In dieser Zeit werden Sie in der Regel ein Gefühl für eine gesunde Ernährung entwickeln. Sollte dies nicht der Fall sein, so wird Ihnen dieses Programm allerdings bei folgenden Problemen helfen:

 # Übergewicht

 # Erhöhte Blutzuckerwerte

 # Schlafstörungen

 # Verdauungsstörungen

 # Konzentrationsstörungen

 # Erschöpfungszustände

 # Stimmungsschwankungen

Auch hier gibt es Pro und Contra

Das Pro 1: Diese Ernährung funktioniert tatsächlich

Bringen wir das Wichtigste gleich auf einen Punkt: Die Paleo-Ernährung funktioniert! Egal, ob Sie abnehmen, ihren Blutzuckerspiegel stabilisieren, Autoimmun-Reaktionen vermeiden, Hautunreinheiten bekämpfen oder aber ihre sportliche Leistungsfähigkeit steigern möchten. Ebenso bringt diese Ernährungsform auch ganz banale Vorteile mit sich, wie beispielsweise keine Nachmittagsmüdigkeit, weniger Kopfschmerzen und kein Völlegefühl.

Aufgrund der vollwertigen und natürlichen Lebensmittel, die Sie während der Paleo-Ernährung zu sich nehmen, versorgen Sie Ihren Körper mit allen wichtigen Nährstoffen, welche er benötigt, um dauerhaft gesund und fit zu bleiben. Doch noch viel wichtiger ist, dass hier ganz konsequent Lebensmittel ausgeschlossen werden, die potenziell gesundheitsschädlich sind. Hierzu zählen Milchprodukte, Hülsenfrüchte, Zucker, Getreide und auch stark verarbeitete pflanzliche Fette. Diese Umstellung hat zur Folge, dass sich Ihr Körper regeneriert und Sie selbst erkennen, welche Lebensmittel für Sie bzw. Ihren Körper gut sind und welche weniger zuträglich sind.

Das Bewusstsein, das in Ihnen für eine gesunde

Ernährung wächst, nachdem Sie die 30 Tage Paleo durchgeführt haben, wird Ihnen dabei helfen, langfristig eine bessere Entscheidung, bezüglich Ihrer eigenen Gesundheit und Ernährung, zu treffen.

Die Zahlen der Diätwilligen, die bereits die Paleo-Ernährungsform ausprobiert haben und dann wieder zurück in die alten Ernährungsgewohnheiten fielen, sind sehr gering. Die Liste mit denjenigen, die sehr positive Erfahrungen mit der Paleo-Ernährung gemacht haben, ist hingegen unendlich lang.

Das Pro 2: Paleo ist eine perfekte und artgerechte Ernährungsform

Der Zeitraum von 2.500.000 Jahren der Evolution spricht für sich. Wenn wir die letzten 10.000 Jahre einmal davon abstreichen, in der die Landwirtschaft eingeführt wurde (entspricht ca. 0.4% der Geschichte der Menschheit), kann in etwa das Zeitmaß, in der sich der Mensch als Jäger und Sammler seine Nahrung "besorgt“ hat, eingegrenzt werden. Diese Ernährung basierte auf Wurzeln, Fleisch, Fisch, Obst, Gemüse, Nüsse und Samen, welche uns schlussendlich zu einer intelligenten Spezies gemacht hat.

Sicherlich kann niemand mit absoluter Gewissheit sagen, in welchen Regionen sich die Menschen vor 40.000 Jahren mit welchen spezifischen Lebensmitteln ernährt haben, doch eines ist auf jeden Fall sicher: Die konsumierten Lebensmittel waren unverarbeitet und daher gesünder als die Ernährung des 21. Jahrhunderts in der „zivilisierten“ Welt. Die heutigen Lebensmittel werden stark behandelt, was uns wiederum dick und auch krank macht.

Das Pro 3: Der Erfolg der Paleo-Ernährung ist wissenschaftlich bewiesen

Die Geschichte der Steinzeit wird oft von den Kritikern der Paleo-Ernährung genutzt, um diese Ernährungsform in ein schlechtes Licht zu rücken. Sie sind der Meinung, dass es sich hierbei um eine völlig veraltete Ernährungsform handelt, die in der heutigen Zeit absolut nicht umsetzbar sei. Doch das Gegenteil ist der Fall, denn diese Ernährungsform basiert auf einem wissenschaftlichen, schlüssigen Ernährungskonzept, das mit vollwertigen und natürlichen Lebensmitteln funktioniert. Es kann wohl kaum jemand bestreiten, dass eine Ernährung, die sich auf qualitativ hochwertigen Lebensmitteln wie tierische Proteine, viel Gemüse, frischem Obst und gesunden Fetten stützt, positiv auf die Gesundheit des Menschen auswirkt. Selbst typische Ernährungsmythen, wie beispielsweise rotes Fleisch fördert Krebs oder Eier führen zur Arterien-Verkalkung, sind mittlerweile von der Wissenschaft entkräftet worden.

Im Anhang finden Sie eine Liste mit wissenschaftlicher Literatur rund um die Steinzeiternährung.

Das Pro 4: Paleo ist keine Diät im eigentlichen Sinne

Paleo Diät, Caveman Diät oder Steinzeit-Diät – diese Namen verwirren den Verbraucher oftmals. Fakt bleibt, dass es sich bei der Steinzeiternährung um eine langfristige Ernährungsumstellung handelt. Meistens wird diese Ernährungsform auch mit „Paleo Diet“ aus dem amerikanischen Sprachraum verglichen, wobei hier das Wort „Diet“ für „Ernährung“ steht.

Dies führt nunmehr dazu, dass die Paleo-Ernährung mit den herkömmlichen Crash-Diäten gleichgesetzt wird.

1.

Hungern gibt es hier allerdings nicht! Vielmehr gibt es nährstoffreiche Mahlzeiten, die viel gesundes Fett, frisches Gemüse und reichlich Protein enthalten. All dies sättigt und hält lange vor.

Unser Körper sendet uns Signale, wenn er mit genügend Energie und Nährstoffen versorgt wurde. Genau das ist der Vorteil dieser Ernährungsform gegenüber einer klassischen Diät, denn hier führt der stabile Blutzuckerspiegel dazu, dass ein konstantes Sättigungsgefühl vorhanden ist.

2.

Es werden keine Punkte gezählt! Paleo kennt keine Begrenzung von Kalorien oder Punkten. Das Paleo-Prinzip basiert darauf, dass alle Lebensmittel, die erlaubt sind, gesund und zuträglich sind. Nur beim übermäßigen Konsum von Nüssen und Obst, welche sehr zuckerhaltig sind, sollte man etwas zurückhaltender sein.

3.

Hier gibt es keine Mangelernährung! Viele klassische Diäten (oder bestimmte Ernährungsformen) verzichten über einen bestimmten Zeitraum auf ganz bestimmte Lebensmittel oder Nährstoffgruppen. So heißt es beispielsweise bei manch einer Diät: Kein Fett, keine Kohlenhydrate oder NUR Kohlsuppe. Diese Ernährungsformen können über einen längeren Zeitraum zu einem Nährstoffmangel führen. Bei der Paleo-Ernährung hingegen erhält der Körper alles was er benötigt um gesund, schlank und leistungsfähig zu werden und zu bleiben.

4.

Jo-Jo Effekt Good bye! Die meisten - oder besser gesagt viele - der herkömmlichen Diäten sind so aufgebaut, dass über einen gewissen Zeitraum ganz einfach wenig gegessen wird. Sicherlich nimmt man dadurch ab, jedoch gibt es auch hier ein großes ABER, wird der Körper schließlich durch eine Hungerperiode geschunden. Genau dieses Signal veranlasst den Körper dazu, Energie zu sparen und den Grundumsatz zu verringern. Dieser Zustand bleibt zuerst einige Zeit bestehen. Wird im Anschluss wieder "normal" gegessen, führt der Kalorienüberschuss folglich dazu, dass der Organismus sehr schnell wieder zu einer Gewichtszunahme tendiert, da der Körper das Signal erhält, jetzt wieder Vorratsdepots anzulegen. Bei der Paleo-Diät jedoch wird diesem Effekt positiv entgegengewirkt, indem dem Körper nahrhafte Lebensmittel und ausreichend Energie zugeführt werden.

Das Pro 5: Diese Ernährung schmeckt

Für viele Menschen besitzt das Essen einen hohen Stellenwert, das genossen werden möchte. Genau das ist der Grund, warum eine Vielzahl der klassischen Diäten einfach nicht funktionieren. Frustration und ein Rückfall in die alten Ernährungsgewohnheiten sind meist die Folge des Genussverzichts während einer Diät. Bei der Paleo-Ernährung ist das ganz anders, denn hier hat man Zugriff auf eine Vielfalt an Lebensmitteln wie Gemüse, Fleisch, Fisch, Obst und gesunde Fette. All das ermöglicht es, dass eine große Bandbreite an leckeren Gerichten zur Verfügung steht, die den Menschen sättigt und vor allem glücklich macht. Am Ende des Buches stellen wir ein paar leckere Rezepte vor und geben einen Überblick darüber, wie eine Paleo-Woche aussehen kann.

1. Kontra: Gut ist teuer

Nicht die Ernährungsform ist eine große Herausforderung bei der Steinzeiternährung, sondern die Beschaffung der Lebensmittel, die qualitativ hochwertig sein muss – vor allem dann, wenn man nur über ein begrenztes Budget verfügt. Besonders, wenn man das Konzept von Paleo verinnerlicht hat, wird ein gewisser Wert auf Qualität gelegt. Und jeder weiß: Was gut ist, ist bekanntlich nicht besonders günstig.

Gerade, wenn es sich um Fleisch von grasgefütterten Rindern handelt, Eiern aus Freilandhaltung sowie unbehandeltem Bio-Obst und Gemüse oder frisch gefangenem Fisch, kann das Portemonnaie schwer belastet werden. All diese Lebensmittel sind nicht in jedem Discounter erhältlich und daher um einiges teurer als „herkömmliche" Produkte. So verhält es sich auch mit qualitativ hochwertigem Fett. Vielen Menschen ist bewusst, dass günstige TK-Produkte nicht immer qualitativ hochwertig sind und dementsprechend kaum ein Umweg um teurere Produkten zu finden ist. So spielen die Kosten immer wieder eine große Rolle, wenn es um die Wahl der Ernährungsform geht.

Besonders die Kosten schrecken viele Interessiert ab. Ein Verzicht auf die Paleo-Ernährung ist meist die Folge. Hier hilft allerdings nur ein Weg: Geben Sie ihrer Gesundheit eine Chance und räumen Sie Ihr den richtigen Stellenwert ein, denn so rechtfertigen sich schließlich die höheren Kosten und/oder der höhere Zeitaufwand für die Beschaffung der Lebensmittel.

Eines ist auf jeden Fall sicher: Nach einer gewissen Zeit wird dies zur Routine und Sie werden herausfinden, wo Sie alle die guten Produkte zu recht akzeptablen Preisen erhalten.

Tipps um Ihren Geldbeutel zu schonen, habe ich Ihnen bereits gegeben.

2. Contra: Diese Ernährungsform ist zeitintensiv

Neben den Kosten spielt bei der Paleo-Ernährung auch die Zeit eine große Rolle. Wer nicht Unmengen an Geld ausgeben will oder in teuren Restaurants essen möchte (wobei diese auch oftmals nur schwer in guter Qualität zu finden sind), der muss sich selbst an den Herd stellen. Fast-Food-Alternativen wie beispielsweise die Pommes Bude um die Ecke, Pizza, Sandwich und Burger-Paläste sind tabu. Darum heißt es fortan: Vorbereitung ist alles! Bei Paleo gehört das Kochen in großen Mengen zur Routine, denn die „Reste“ können am nächsten Tag mit zur Arbeit genommen oder gar eingefroren werden.

Fazit: Pro überwiegt – Kontra hat keine Chance

Fassen wir zusammen: Im Fazit können wir sagen, das die positiven Aspekte überwiegen. Dennoch ist nicht zu vergessen, dass in der Bilanz den gesundheitlichen Vorteilen ein sehr großer Aufwand gegenübersteht.

Wenn Sie die Steinzeiternährung für sich ausprobieren möchten, dann sollten Sie dem „Ganzen" eine große Priorität als „Neubeginner" einräumen. Daher empfehlen wir das 30 Tage Paleo-Programm, in der Sie sich ganz und gar zu 100% auf die Paleo-Ernährung einlassen können. Sie werden während dieser Zeit die gesundheitlichen Vorteile spüren und kennenlernen können. Gleichzeitig werden Sie diese Ernährungsform schätzen lernen.

Ob und wie Sie die Paleo-Ernährung nach dem 30-tägigen Programm weiterführen, das können Sie ganz für sich entscheiden. Viele der Paleo-Fans erlauben sich nach den 30 Tagen ab und an eine kleine Sünde - genau darin liegt der Vorteil, denn während des 30-Tage-Programms lernen Sie ganz bewusst eine Ausnahme zu machen und anschließend wieder normal zu ihrer persönlichen, gesunden Ernährungsform zurückzukehren. Ganz gleich, ob Sie Paleo zu 60, 80, 90 oder 100% betreiben wollen – Sie werden den Erfolg an Ihrer eigenen Gesundheit spüren.

Wie funktioniert das 30 Tage Programm?

In den 30 Tagen, in denen das Programm "läuft", werden Sie strikt nach den Regeln der Paleo-Ernährung leben und auch alle Fitness Tipps sowie die Hinweise für den Alltag beachten. Desweiteren werden Sie auch Höhen und Tiefen durchleben, aber dennoch konsequent bleiben. Sie werden auf jeden Fall Veränderungen an Ihrem Körper feststellen, wie beispielsweise reinere Haut, nachlassende Verdauungsprobleme und Gewichtsverlust. Auch Ihr persönliches Befinden werden Sie verändert finden, sodass sich Schlaf, Stimmungsschwankungen und Energie sowie vieles mehr positiv verwandeln.

Die Vorteile dieser 30 Tage:

- Die Regeln sind einfach zu befolgen, auch wenn sie festgesetzt sind.
- Die Lebensmittel sind nährstoffreich, qualitativ und unverarbeitet sowie natürlich.
- Ein nachhaltiger Gewichtsverlust wird sich einstellen. Paleo ist keine Diät geknüpft an eine Mangelernährung, sondern eine gesunde Ernährungsumstellung, die absolut keinen Jo-Jo Effekt zur Folge hat.

- Hier werden keine Kalorien oder sinnlose Punkte gezählt.

- Sie essen hochwertige Lebensmittel, die Sie sättigen.

- Das ganze Programm dauert nur 30 Tage und die Ergebnisse werden Sie überraschen.

Warum 30 Tage Paleo Programm?

Die Frage ist einfach zu beantworten, denn nach 30 Tagen strenger Einhaltung der Paleo- Ernährung haben Sie es geschafft! Ihr Körper ist ab dem Moment auf dem besten Weg und diesen Erfolg sollten Sie feiern. Sie verfügen über die beste Basis, um für sich die Feinheiten herauszufinden.

30 Tage sind ein überschaubarer Zeitraum. Die 30 Tage geben Ihrem Körper genügend Zeit, sein Verdauungssystem (Enzyme, Darmflora) auf die veränderte Ernährung umzustellen. In den 30 Tagen wird auch Ihr Geschmacksempfinden sensibler, vor allem, weil Sie wieder anfangen, natürliche Lebensmittel zu konsumieren. Ihr persönliches Hungergefühl wird sich normalisieren und Sie werden weniger aus Frust und Langeweile zum nächsten Schokoriegel greifen.

Gleichzeitig werden sich in den 30 Tagen bestimmte (Ernährungs-)Gewohnheiten bilden und das schädliche Ernährungsverhalten wird sich rapide minimiert haben. Auch Heißhunger auf Zucker wird stark nachlassen.

Sind die 30 Tage zu Ende, dann haben Sie die Möglichkeit, einige ausgewählte Lebensmittel wieder in ihren Ernährungsplan aufzunehmen, damit Sie die Erfahrung machen, welche Auswirkungen diese auf

Ihre Gesundheit haben, von der negativen Seite aus gesehen. Letztendlich ist es das Ziel, dass Sie sich nach diesen 30 Tagen langfristig gesund ernähren und das auf der Basis der 30-Tage-Paleo.

Die Regeln von Paleo 30

Wie bereits vorab erwähnt ist das Prinzip der Paleo-Ernährung ganz einfach. Hier sind nur Lebensmittel erlaubt, die in dieser oder ähnlicher Form bereits den Höhlenmenschen (Jägern und Sammlern) zur Verfügung standen, um sich zu ernähren. Wer in Folge der Ernährung Gewicht und Fett reduzieren möchte, der sollte bei den Früchten und Nüssen etwas kürzertreten, da diese über einen sehr hohen Energiegehalt verfügen.

Diese Lebensmittel sind in der Steinzeiternährung (in den 30 Tagen) erlaubt:

1. Fleisch:

Hier sollten Weiderind, Geflügel und Lamm bevorzugt werden. Dieses sollte **NICHT** mit Getreidefutter und sonstigen Zusätzen aufgezogen worden sein. Daher ist Wild vor allem empfehlenswert.

2. Fisch und Meeresfrüchte:

Wildfang sollte bevorzugt werden.

3. Eier:

Auf Bio-Eier achten und diese in die Ernährung aufnehmen, da die Hühner nicht mit Antibiotika gefüttert wurden.

4. Früchte:

Bananen, Mango etc. meiden, da diese über einen hohen Zuckergehalt verfügen. Lieber Beeren den Vorzug geben aufgrund des geringen Zuckeranteils.

5. Gemüse:

Wer abnehmen will, der sollte den Verzehr von Gemüse, das viel Stärke enthält, meiden. Dazu zählen beispielsweise Kürbis und Süßkartoffeln.

6. Pilze

7. Nüsse und Samen:

Es ist wichtig, dass Sie darauf achten, welche Nüsse Sie in den Ernährungsplan aufnehmen. So sind Macadamia-Nüsse wesentlich gesünder als Walnüsse aufgrund des hohen Anteils an ungesättigten Fettsäuren. Insgesamt sind Nüsse als Snack für zwischendurch absolut in Ordnung. Hier gilt jedoch nicht mehr als eine Handvoll pro Tag, also nicht in Massen. Hinweis: Erdnüsse gehören nicht zur Familie der Nüsse, sondern sind Hülsenfrüchte!

8. Öle und Fette:

Olivenöl, Kokosöl, Avocado-Öl, Leinsamenöl oder Macadamia-Öl sind empfehlenswert.

9. Getränke:

Hier liegt die Wahl bei Getränken ohne Zucker und Zusatzstoffe. Wasser, Tee, Kräuter-Tee und Kokosnusswasser sind ratsam.

Die "Grauzonen" in der Steinzeiternährung

1. Milch und Milchprodukte:

Wenn Sie gar nicht darauf verzichten können, dann sollten Sie Milch von Tieren trinken oder Milchprodukte verzehren, welche der Weidehaltung entstammen. Ob es Ihnen gut tut oder nicht, das hängt ganz allein von Ihrem eigenen Stoffwechsel ab sowie der individuellen Genetik. Selbst der Gesundheitszustand spielt hier eine gewichtige Rolle.

So sollten Sie, wenn Sie unter Akne, Autoimmunkrankheiten oder Tumoren leiden, diese Produkte lieber gänzlich weg lassen. Besonders in der Anfangsphase sollten Sie die Milch und Milchprodukte aussparen bzw. erst später einführen und dann selbst in Erfahrung bringen, ob diese Lebensmittel Ihnen gut tun oder nicht.

Eine sehr gute Webseite, die sich kritisch mit der Milch auseinandersetzt, ist: www.milchlos.de

2. Butterschmalz und Ghee:

Sie sind zum KOCHEN ERLAUBT, da sie keine Milchproteine mehr enthalten.

3. Fruchtsaft:

Dieser darf verwendet werden, um Speisen zu süßen.

4. Stevia:

Wer auf Süße nicht verzichten kann, der darf Stevia verwenden, da es sich hierbei um einen rein pflanzlichen Wirkstoff handelt.

5. Hülsenfrüchte:

Grüne Bohnen und Zuckerschoten (ausgewählte Hülsenfrüchte) sind ratsam, da diese beiden Zutaten nur eine sehr geringe Bohnen-Eigenschaft aufweisen.

6. Essig:

Ist selbstverständlich erlaubt, sofern dieser ohne Zucker und Gluten ist.

7. Ausgewählte Lebensmittel (verarbeitet):

Dabei handelt es sich um Oliven in Glas/Dose, passierte Tomaten oder auch Kokosmilch aus der Dose. All das ist „erlaubt“, sofern darin keine unerlaubten Zusatzstoffe enthalten sind.

Die Lebensmittel, die in der Steinzeiternährung gemieden werden

1. Getreideprodukte:

Dazu gehören Roggen, Weizen, Gerste, Hafer, Mais, Hirse, Reis, Bulgare und Quinoa – hier sind jedoch nur die Bekanntesten genannt.

Getreide und die Abwehrstoffe

Abgesehen davon, dass Getreide im Körper Säure bildet, ist es auch arm an Mineralien, Vitaminen und Spurenelementen. Hält man vergleichsweise Obst und Gemüse, mageres Fleisch und Nüsse dagegen, schneidet Getreide sehr schlecht ab. Deutlich wird das Ganze, wenn man sich die Kohlenhydrate in Brot usw. ansieht. So ist die rein rechnerische Kohlenhydratmenge etwa in Nudeln mit 23 g pro 100g nur geringfügig höher als in manchen Früchten (Beispiel: Bananen 22,8 g).

Betrachten wir aber die Qualität der beiden Nahrungsmittelgruppen insgesamt, wird wieder klar, dass Früchte weit besser abschneiden als Brot und Getreideprodukte.

Das größte Manko des Getreides findet sich allerdings in den sogenannten Antinährstoffen an. Pflanzen können vor ihren Feinden nicht weglaufen. Daher hat sich die Natur für ihre Pflanzen interne biologische Abwehrwaffen ausgedacht, die beim Verzehr (durch Tier oder Mensch) des Konsumenten zu gesundheitlichen Problemen führen können. Die biologischen Abwehrmechanismen der Getreidekörner reichen von Allergenen, die die Verdauung und Nährstoffaufnahme erschweren, bis hin zu Phytinsäure, Gluten und Lektinen, die das Immunsystem nachteilig beeinflussen.

2. Hülsenfrüchte:

Schwarze, Rote, Erbsen, Linsen, Erdnüsse oder besser gesagt alle Formen von Bohnen sowie jegliche Form von Soja. Sie enthalten allesamt in großen Mengen schädliche Stoffe wie Phytinsäure und Lektine sowie Kohlenhydrate, die für den Körper im Verhältnis zu den anderen Nährstoffen, nicht förderlich sind.

3. Milchprodukte:

Jegliche Milchprodukte, sei es von der Ziege, Kuh

oder dem Schaf. Das bedeutet, dass Milch, Käse, Butter, Joghurt oder Sahne verboten sind.

4. Kartoffeln:

Zwar sind diese nicht allzu schlimm, aber sie sind von dem Ernährungsplan ausgeschlossen, damit negative Hormonreaktionen vermieden werden.

5. Zucker & Süßstoffe (künstlich):

Raffinierter Zucker, Süßstoff, Agaven-Sirup und anderes ist nicht erlaubt.

6. Süßes – Süßigkeiten:

Naschkatzen werden nun verrückt werden. Doch im eigentlichen Sinne versteht es sich von selbst: Es sind keine klassischen Süßigkeiten wie Gummibärchen, Riegel, Schokolade, Bonbons, Kaugummi und anderes erlaubt.

7. Künstliche Zusatzstoffe & verarbeitete Lebensmittel:

Konservierungsstoffe, Geschmacksverstärker und vieles mehr sind nicht gestattet! Es ist ratsam die Zutatenliste der Verpackungen zu kontrollieren und nach den Zusatzstoffen zu suchen, die nur schwer aussprechbar sind! Hier gilt nunmehr: Finger weg!

8. Softdrinks:

Alle Sorten von Cola, egal ob light, zero oder mit anderen verlockenden Namen ausgestattet: sie alle stecken voller Chemie. Auch Fruchtsaftschorlen sind aufgrund des hohen Zuckergehaltes nicht erlaubt.

9. Salz:

Bitte Speisen nicht übermäßig salzen! Mit Salz sollte mit großem Bedacht gearbeitet werden. Das Beste ist: Lassen Sie es ganz weg! Sie werden nach einigen Tagen merken, wie intensiv Sie wieder schmecken können.

10. Pflanzenöle (raffiniert):

Sonnenblumenöl, Rapsöl etc. Pflanzenöle, wie wir sie kennen, kommen in der Natur nicht vor. Ebenso werden Pflanzenöle so stark und aufwendig bearbeitet, dass der angegebene Nährwert dazu in keiner Relation steht.

Durch Erhitzen (ab etwa 130°C, eine Temperatur, die beim Braten oft überschritten wird) von Pflanzenölen mit einem hohen Gehalt an mehrfach ungesättigten Fettsäuren, entstehen die sogenannten Transfettsäuren. Transfettsäuren, die auf lange Sicht gesundheitliche Risiken bergen und unter anderem in Nahrungsmitteln wie Pommes-Frites, Chips, Keksen,

Fast Food, Teigwaren (Blätterteig) usw. vorkommen, gilt es generell zu verzichten.

Handelsübliche Pflanzenöle (Sonnenblumen-, Distelöl usw.) besitzen einen sehr hohen Anteil an Omega-6-Fettsäuren, die wir, bedingt durch den hohen Verzehr von Getreideprodukten (mit hohem Anteil an Omega-6-Fettsäuren) und Fleischprodukten aus Masttierhaltung ohnehin im Verhältnis zu den Omega-3-Fettsäuren zu viel konsumieren.

11. Fleisch / Wurstwaren:

Herkömmliche Fleischsorten, welches nicht aus der Bio-Zucht stammt, gehören ebenso gestrichen. Dies schließt auch Würstchen, Hamburger, Salami, Mortadella und Co. mit ein. Der Grund: Diese sind oftmals mit Antibiotika oder Hormonen versetzt, welche das Vieh mit Getreide aufgenommen hat.

12. Fisch:

Nicht aus der Massenzüchtung! Beim Kauf immer auf die Herkunft achten, denn Fisch, der aus der Massenhaltung kommt, kann mitunter hohe Giftstoff-Konzentrationen enthalten.

13. Fast Food:

Sandwich, Chicken Wings, Burger & Co – sie sind

chemisch bearbeitet und in Pflanzenfett frittiert etc.

14. Alkohol:

Keinesfalls Alkohol trinken und auch nicht zum Kochen verwenden.

15. Zigaretten:

Schluss mit Rauchen! Das ist unbedingt notwendig, damit der Körper entgiftet wird.

Fallbeispiel 2:

(Barbara, 34 Jahre alt)

Seit sechs Jahren weiß ich, dass ich Fibromyalgie habe. Während dieser Zeit kamen noch Zöliakie und Laktose-Unverträglichkeit hinzu. Seitdem ich meine Menstruation habe, leide ich außerdem unter Schmerzen während dieser Zeit. Es stellte sich dann heraus, dass ich unter Endometriose leide. Daneben vertrug ich auch einige Früchte nicht und erlitt dadurch Asthmaanfälle.

Der Heuschnupfen war natürlich auch immer mit Asthma verbunden und während des Frühlings präsent. Mein Körper nahm keine Vitamine mehr auf. Das heißt, die waren alle im Keller, sodass ich jeden Tag viele Vitamine einnahm, wie beispielsweise 1000 Mikrogramm Vitamin B12. Nach der Fibromyalgie-Diagnose kamen munter weitere Symptome dazu: Starke Erschöpfung, Schlaflosigkeit, Depressionen, Reizbarkeit, Schwindel, Schwächegefühl, unscharfes Sehen, Ohrgeräusche, Blähungen, Bauchkrämpfe, Durchfall, Schweißausbrüche, Fuß- und Beinkrämpfe, Kopfschmerzen, schlechtes Erinnerungs- u. Konzentrationsvermögen, Herzrasen, Herzstolpern, Alpträume, Restless-Legs, Taubheit der Extremitäten und Gesicht sowie Verlangen nach Zucker und Kaffee, Heißhungerattacken und Schmerzen in den Gelenken.

Ich war zu fast nichts mehr in der Lage und arbeitete nur noch am Morgen. Danach ging ich nach Hause und schlief bis zum nächsten Tag.

Dann las ich das Buch von Dr. Amand aus Amerika über die Therapie mit Guaifenesin. In diesem Buch empfiehlt er dieselbe Ernährungsform wie Urgeschmack. Ich stellte die Ernährung um und es geht mir fantastisch. Alle obengenannten Symptome gingen zurück und ich habe mein altes Leben zurück. Ich bin so zufrieden mit meinem Leben, habe keine Schmerzen und vor allem keine Depressionen mehr. Die Vitamine sind ohne die Einnahme von Supplementen im Normalbereich. Die Endometriose war die letzten Jahre ruhig und ich hatte keine Menstruations-Schmerzen.

Es war sehr anstrengend die Ernährung zu ändern, aber ich würde nie mehr anders essen wollen, denn dann ginge es mir sofort wieder schlechter. (Quelle: http://www.urgeschmack.de)

Tipps zum Durchhalten (30 Tage)

Langsam heran oder gleich radikal umstellen?

Das 30-Tage-Programm (Whole30) ist streng genommen eine radikale Umstellung vom ersten Tage an.

Aber…

…eines ist sicher: Wer viele Abstriche machen muss, der wird sich nur schwer auf Dauer mit der Umsetzung gütlich tun. Daher ist es besser, dass die Umstellung langsam und Schritt für Schritt durchführt wird. Wenn Sie es beispielsweise als sehr schwer empfinden, auf Getreideprodukte zu verzichten, dann können Sie versuchen sich glutenfrei zu ernähren. Wenn es um Heißhunger auf Süßes geht, dann kann diesem derart begegnet werden, indem der Anteil von Proteinen in den Mahlzeiten erhöht wird. Eine weitere gute Alternative ist es, sich immer eine Tüte Nüsse bereitzuhalten, da diese ein idealer Snack sind.

Weiterer Tipp: Probieren Sie die Umstellung zuerst einige Tage aus, um sich so langsam an die Ernährungsweise zu gewöhnen. So kann der erste Schritt beispielsweise derart aussehen, dass Sie zum Frühstück keine Getreideprodukte und Cerealien zu sich nehmen. Dies bedeutet, dass anstelle von

Brötchen, Croissant und Müsli der Tag beispielsweise mit einem Rührei mit Zwiebeln und Obstsalat begonnen wird, was wiederum alles dem Paleo-Speiseplan angehört. Später stocken Sie langsam vom Frühstück auf zum Mittagessen auf, sodass Ihr Tag Schritt für Schritt zum perfekten Paleo-Tag wird.

Zwar entfaltet sich die schlankmachende Wirkung der Paleo-Ernährung nur sehr langsam, aber Sie gewöhnen sich so Stück für Stück an die neue Ernährungsweise, welche Sie auf lange Sicht schlank und fit macht und hält. Wenn Sie einen schnellen Erfolg suchen, dann können Sie selbstverständlich auch radikal an Paleo herangehen: Um auf die neue Ernährung umzustellen, ist eine Zeit von 2 Wochen nach striktem Paleo-Ernährungsplan empfehlenswert.

Nach dieser Zeit haben Sie sich an alles gewöhnt und es macht Sinn die Regeln etwas zu lockern, damit die Motivation nicht verloren geht. Ratsam ist ein Sündentag pro Woche, der dafür sorgt, dass der Heißhunger auf ganz bestimmte Dinge nicht überwiegt. Jedoch sollten Sie bei einer radikalen Umstellung bedenken, dass Sie diese Ernährungsform auch mit ihrem Alltag kombinieren müssen.

Das bedeutet, wenn Sie häufig beruflich unterwegs sind oder viel Essen gehen, kann ein Ernährungswandel manchmal schwerer sein, um den Paleo-Ernährungsplan einzuhalten.

Meine persönliche Empfehlung:

Die Whole30 von Anfang an mit allen strikten Regeln einhalten.

10 Wichtige Tipps zum Durchhalten für „Einsteiger“

Tipp 1: Immer an die Basics halten

Sieht man sich im Internet um, dann stellt man schnell fest, dass es einige Varianten der Paleo-Ernährung gibt. Man kann sagen, dass wie jedes Thema, das recht dynamisch ist, auch Paleo rasant weiterwächst, was vor allem die Einsteiger verwirrt. Daher ist es wichtig, dass man sich zu Anfang an die einfachen Basics hält.

Eier, Fisch und Fleisch: Essen so viel, wie man möchte.

Viel Gemüse: Am besten in allen Farben und ebenso soviel man will.

Obst, Nüsse, Gewürze und Kräuter runden das Ganze ab.

So einfach ist das mit der Paleo-Ernährung! Doch das heißt auch Lebensmittel meiden!

Die Verbannung von **Getreide und Getreideprodukten**

Hülsenfrüchte

Milchprodukte

Keine industriell **verarbeiteten Lebensmittel**

Zucker ist Gift!

Pflanzenfette und Öle sind schädlich und daher tabu.

Tipp 2: Aller Anfang ist schwer

Achten Sie nicht zu sehr auf Ihr Gewicht, denn das wird in der Anfangsphase immer etwas schwanken. So verlieren Sie zu Beginn der „Diät" viel Wasser und die wahre Fettverbrennung startet erst viel später. Das bedeutet, wenn Sie sich einmal die Woche auf die Waage stellen, ist das mehr als genug. Seien Sie auch mit dem Maßband nicht zu übereifrig. Bedenken Sie, dass ein gutes Körpergefühl wesentlich wichtiger und vor allem nachhaltiger ist, als ein zu schneller Gewichtsverlust.

Tipp 3: Es geht mit dem Abnehmen los

Wenn sich die ersten Erfolge des Gewichtsverlustes einstellen, sollten Sie trotz des Enthusiasmus nicht zu übereifrig werden! Die Leitspruch lautet: Lieber langsam aber dafür schonend! Bedenken Sie, dass das Fett der Speicher für alle Giftstoffe im Körper ist oder besser gesagt, als reine Mülldeponie fungiert. Wenn

Sie zu schnell abnehmen, belasten Sie Ihren Körper - daher sollten Sie Ihre Gewichtsabnahme intelligent steuern.

Tipp 4: Dem Carb-Kater begegnen

Für die meisten Menschen, die auf die Paleo-Ernährung setzen, bedeutet das, dass sie sich bzw. den Körper auf weniger Kohlenhydrate umstellen müssen. Zwar handelt es sich bei der Steinzeiternährung NICHT um eine Low-Carb-Diät, aber sie kommt dieser Ernährungsform schon recht nah und das aus den verschiedensten Gründen. Sicher minimiert die Ernährungsweise mit Paleo die Insulin Ausschüttung sowie die Ausschüttung von Glucagon und das ist sehr gut.

Im Endeffekt heißt das, dass der Körper während der Anfangsphase neue Enzyme herstellen muss, welche ihm dabei behilflich sind, den Energiehaushalt sowie die Verdauung auf die vermehrte Zufuhr von Proteinen und Fetten auszurichten. Eigentlich ist das für den Körper etwas ganz Selbstverständliches, dennoch kann es durchaus sein, das er dieses Verhalten „verlernt“ hat.

Die Anfangsphase kann circa eine Woche betragen und in dieser Zeit fühlt man sich eventuell etwas „komisch“. Dieses Gefühl kann auch wie ein „Kater“ beschrieben werden, da der Organismus etwas

„vernebelt“ ist und eventuell Hungergefühle auf Süßes einhergehen. Doch keine Angst, das vergeht wieder!

Tipps gegen den Carb-Kater

1.

Die Umstellung auf die Paleo-Ernährung kann mit „guten“ Kohlenhydraten erleichtert werden. Das bedeutet, man kann Möhren, Wurzeln, Süßkartoffeln, Kochbananen usw. mit in die Ernährung einbauen und dann Schritt für Schritt einschränken.

2.

Alles mit der Ruhe angehen! Der Grund: Der Körper ist in der Übungsphase, was die Fettverbrennung angeht. Daher ist es wichtig, sich in der Anfangsphase nicht zu übernehmen.

3.

Stets genießen und keine Angst vor Fett! Begründet wird dies damit, dass das sonst so stiefmütterlich behandelte Fett ab jetzt die Energiequelle Nr. 1 ist. Dieses ist wesentlich zuverlässiger und gesünder als die launischen Kohlenhydrate.

4.

Brauchen wir tatsächlich Kohlenhydrate? Die Antwort lautet Nein! Denn der Körper ist in der Lage, den Bedarf an Glucose ganz allein zu ergänzen und zwar aus Proteinen. Jedoch ist es sinnvoll, dass der tägliche Bedarf durch die Nahrung gedeckt wird, damit der Körper entlastet wird. Hier sind während der Paleo 30 Tage 100 g – 150 g pro Tag angemessen.

5.
Ist der Low-Carb-Kater dann endlich vorbei, können Sie sich über eine gleichbleibende Energie über den ganzen Tag freuen. Das bedeutet: Schluss mit dem Mittagstief und selbst eine verpasste Mahlzeit sorgt nicht mehr für Stress.

6.
Da Fett die neue Energiequelle ist, steht dem Körper von nun an davon reichlich zur Verfügung und das selbst im schlanksten Körper.

Tipp 5: der Umbau des Frühstücks

Wenn Sie mit der Paleo-Ernährung beginnen, wird das größte Problem das Frühstück sein .Hier kommt die Frage auf: "Was darf auf den Teller, wenn Brot und Müsli verboten sind?"

Die Antwort ist ganz einfach: Eier. Jetzt keine Panik, Eier sind gesund und es ist absolut unbedenklich haufenweise Eier zu essen, ohne den Cholesterin-Spiegel zu beeinflussen. Denn dieser wird beeinflusst von dem Insulin und nicht vom Nahrungs-Cholesterin. Desweiteren wird das Insulin von dem Kohlenhydrat-

Anteil, der sich in der Nahrung befindet, beeinflusst. Doch dieser ist dank Paleo hinuntergefahren und somit werden sich die Cholesterin-Werte verbessern, ganz gleich, wie viele Eier verspeist werden.

Es gibt zahlreiche Rezepte mit Eiern: Spiegelei, Rührei, Omelett, gekocht oder garniert mit Fleisch, Gemüse und Kräutern. Der Fantasie sind keine Grenzen gesetzt, sofern es Paleo ist.

Tipp 6: Paleo auf der Arbeit und unterwegs

An jeder Straßenecke lauern die Gefahren und die Versuchungen, um trotz aller guten Vorsätze in alte Gewohnheiten zurückzufallen. Da sind die Fast-Food-Läden, die Pommes-Bude, die Kantinen und auch die Restaurant- und Café-Besuche mit den Kollegen und alle preisen Dinge an, welche in der Paleo Ernährung total tabu sind.

So kann man dennoch außerhalb schlemmen:

1.

Burger-Läden, Döner-Buden und Bratwurst-Stände: Oftmals geht es nicht anders und der soziale Druck oder die unzureichende Auswahl auf der Autobahn zwingt einen förmlich in einen dieser „Imbisse“. Hier ist die Lösung ganz einfach: Bestelle einfach den größten Burger, den es gibt und dann lass das Brötchen einfach weg. Anstelle von einem Döner kann auch oftmals ein Döner-Teller bestellt werden, der kein Brot enthält. Oder einfach einen Salat ohne Dressing bestellen (das Dressing beinhaltet oftmals Zucker).

2.

Bei Restaurantbesuchen bietet sich mit Sicherheit die Möglichkeit, den/die Kellner/in darum zu bitten, bei Fleisch- oder Fischgerichten auf die Beilagen wie Pommes-Frites und Nudeln etc. zu verzichten und dafür etwas mehr an Gemüse oder Salat zu bekommen.

3.

Sushi! Wenn man es von der einen Seite sieht, dann ist dies das wahre Essen für jeden Paleo-Bestreiter. Doch das Negative ist, Sushi enthält viel Reis! Entweder hier wahlweise Sashimi bestellen – Sushi ohne Reis – oder aber nur den Fisch essen und den Reis stehen lassen. In dem Moment fällt natürlich auf, wie viel Reis die Lokale nutzen, um das Sushi zu strecken.

4.

Fasten: Nicht immer muss man etwas essen. Das Fasten ist eine gute Alternative und zudem sehr gesund. Besonders dann, wenn die Auswahl auf der Karte nicht mit Paleo konform geht.

Was ist mit den fragenden Blicken der Kollegen, Freunde oder Kellner? Da bestehen zwei Möglichkeiten: Entweder man erzählt, dass man der Paleo-Ernährung folgt und diese erfolgreich ausprobieren möchte oder man behauptet ganz einfach, keinen Appetit zu haben bzw. dass man allergisch auf Weizen reagiert. Im eigentlichen Sinne hat man noch nicht mal gelogen, denn der Körper beginnt tatsächlich, auf Gluten und Getreide zu reagieren.

Tipp 7: Konsequent mit kontrollierten Ausnahmen

Eigentlich funktioniert sowohl konsequente Nahrungsumstellung als auch eine kontrollierte Ausnahme für zwischendurch. Wer an seiner Willenskraft zweifelt, der kann sich einmal in der Woche einen Tag gönnen, in der Ernährungsausnahmen erlaubt sind. Das ist auf jeden Fall besser, als das Projekt Paleo nach dem ersten Ausrutscher gleich an den Nagel zu hängen.

So kann beispielsweise der Samstag der Ausnahme-Tag auserkoren werden, an dem sich Nudeln oder Kuchen gönnt werden. Mit der Zeit wird man jedoch selbst merken, das einem diese Ausnahmen nicht gut bekommen und man auch immer weniger Freude daran hat. Dies ist nunmehr der Moment, an dem man zu 100% konsequent wird.

Oftmals ist es sogar leichter konsequent zu sein, als Kompromisse einzugehen. Denn dann muss man sich darüber keine Gedanken mehr machen, ob die Ausnahme gerechtfertigt ist oder nicht. Zusätzlich muss man sich auch nicht mehr rechtfertigen, warum man noch beim letzten Mal ein weiteres Stück Kuchen gegessen hat und nun nicht mehr.

Tipp 8: Informieren heißt die Leitsatz

Wer sich über ein Thema informiert, der begreift schneller. Und wer sich informiert und die Thematik versteht, der hat es ebenso leichter, konsequent an die Sache heranzutreten. Paleo ist tatsächlich ein spannendes Thema, das einem Einblicke in den menschlichen Stoffwechsel gibt. Daher lohnt es sich hierzu, weiterführende Literatur zu Rate zu ziehen, die bestimmte Themen vertiefen.

Tipp 9: Gleichgesinnte suchen

Für viele ist es schwierig, sich alleine an etwas heranzuwagen und auch die Paleo-Ernährung an sich ist ein Thema, an welches sich der eine oder andere schwer heranwagen mag. Doch dank Internet und Social-Networks ist es einfacher, sich mit Gleichgesinnten auszutauschen, wie beispielsweise über Facebook.

Tipp 10: Schreiben Sie doch Ihre Erfolge auf!

Die beste Motivation sind Erfolge! Schreiben Sie genau auf, wie Sie sich fühlen, wie viel Energie Sie über den Tag haben/hatten oder ob noch Heißhungerattacken vorhanden sind. Klappt es besser mit dem Treppen laufen und ist der Drang nach Süßem (Zucker) gesunken oder sogar ganz verschwunden?

Fitness bei Paleo – so hält man durch

Nicht nur die gesunde Ernährung spielt bei Paleo eine Rolle, sondern auch die Bewegung. Wenn Sie einige dieser Richtlinien beachten, haben Sie damit einen weiteren Grundstein gelegt, Ihr 30-Tage-Paleo-Programm mit Erfolg zu absolvieren. Seien Sie sich darüber bewusst, dass Sie durch Bewegung und Sport Ihre Verdauung ankurbeln und dass auch Ihr Schlaf sich verbessern wird. Die Folge: Sie fühlen sich glücklich.

Tipps Für eine bessere Gesundheit:

1.

Regelmäßig Sport treiben! Ihr Ziel sollte es sein, mehr Bewegung in ihren Alltag zu bringen (Treppen steigen, Fahrrad fahren). Ein Maximalpuls von 55 -75% in Kombination mit einer normalen körperlichen Anstrengung ist optimal. Sport für ein bis zwei Stunden pro Tag ist perfekt.

2.

Mit dem eigenen Körpergewicht trainieren! Zweimal pro Woche ein kurzes und intensives Ganzkörper-Funktionstraining für ca. 30 Minuten. Hier sind Übungen wie beispielsweise Sit-ups, Kniebeugen, Klimmzüge oder Liegestütze ideal. Tipp: Das Buch

Fit ohne Geräte: "Trainieren mit dem eigenen Körpergewicht" von Joshua Clark.

3.

Sprinten! Einmal pro Woche sollten Sie sich total in Intervallen verausgaben. Das bedeutet, 10 bis 20 Sekunden sprinten, dann gehen und das mit mindestens fünf Wiederholungen! Zwischendurch immer wieder komplett ausruhen. Wenn die Gelenke hier nicht mitspielen, können diese Übungen auf dem Fahrrad durchgezogen werden. Doch auch Crosstrainer oder Schwimmen sind ideal.

4.

Abwechslung! Vermeiden Sie immer die gleichen Übungen, sondern seien Sie kreativ, sodass die Belastungen nicht immer gleich sind. Gehen Sie wandern, fahren Sie Inline- Skates, fahren Sie Rad, gehen Sie schwimmen oder sorgen Sie mit einem Frisbee-Spiel im Park für Intensität.

5.

Wenn es möglich ist, sollte die Zeit in der Sie barfuß laufen oder in Barfuß-Schuhen unterwegs sind, erhöht werden. Besonders auf natürlichem und unebenem Untergrund ist barfuß gehen ratsam.

Die Lifestyle-Tipps für 30 Tage Paleo

Auch Tipps für den eigenen Lifestyle sind hilfreich, um die 30-Tage-Paleo gut durchzuhalten. Diese Tipps bringen Sie in Kombination mit gesunder Ernährung und ausreichend Bewegung zu einem ganz neuen Körpergefühl.

1.
Ausreichend und gut schlafen.

2.
Es sollte künstliches Licht und eine Stimulierung durch digitale Endgeräte nach Sonnenuntergang vermieden werden.

3.
Ruhige Abende verbringen: Das heißt Lesen, Kochen, Unterhalten oder Gesellschaftsspiele spielen anstelle von Computer, TV & Co.

4.
Immer zur gleichen Zeit ins Bett gehen und auch aufstehen. Nie später als 23 Uhr zu Bett gehen, das Beste ist frühzeitig nach Sonnenuntergang.

5.
Das Schlafzimmer abdunkeln.

6.

Wenn es möglich ist, täglich einen Mittagsschlaf von 20 Minuten halten.

7.

Raus in die Natur.

8.

Gehen Sie viel spazieren: Am See, in den Bergen oder einfach im Park oder im Wald. Die Devise heißt: Raus, bewegen und die Natur genießen.

9.

Sonnenlicht ist das A & O.

Das Beste ist, dass man oftmals so viel nackte Haut wie möglich der direkten Sonne aussetzt. Nur so wird die Vitamin-D-Produktion angeregt, was wiederum für die Gesundheit förderlich ist und die gute Laune hebt.

10

Die Zeit mit Freunden und Familie genießen.

Fernseher aus, Handy auf stumm schalten und sich Zeit für den Partner, Familie und Freunde nehmen. Denn das liegt in unseren Genen und tut gut!

Bedenken Sie, dass Sie nicht nur das Verständnis von Familie, Freunden und Arbeitskollegen einfordern, sondern auch Sie müssen einsichtig sein: Sie sind kein Verkäufer, der Paleo „anpreisen“ muss! Wenn Ihre Umgebung diese Ernährungsform nicht akzeptiert, dann ist das in Ordnung. Gehen Sie frei nach dem Motto vor: Erst Sie selbst, dann der Rest der Welt! Denn oftmals wird Ihr gutes Beispiel andere dazu anhalten, es selbst auszuprobieren oder aber die endlosen Diskussionen zu beenden.

Was kommt danach?

Die 30 Tage sind mit Erfolg absolviert und der Körper feiert Erfolge! Jetzt ist Zeit, dass auch Sie die Resultate zelebrieren und die Zeit nutzen, für sich selbst die Feinheiten herauszufiltern. Das heißt nichts anderes, als für sich selbst herauszufinden, welche Lebensmittel auf Ihren Körper "schlecht" einwirken und welche Sie gut in Ihre weitere Ernährung einbauen können.

Die Paleo Einkaufsliste

Wenn Sie den Entschluss gefasst haben, dass Sie ihre Ernährung grundlegend umstellen möchten, dann fragen Sie sich jetzt garantiert, wie es weiter geht. Was soll/darf ich essen und vor allem, was muss eingekauft werden? Was landet im Einkaufskorb? Besonders, wenn Sie sich dafür entschieden haben, nach dem 30-Tage-Paleo die Steinzeit-Ernährung weiter fortzuführen, benötigt Sie eine klare Einkaufsliste.

Eine kurze, jedoch unvollständige Liste als Hilfestellung

Gemüse:

Artischocken

Blumenkohl

Brokkoli

Chicorée

Grünkohl

Gurke

Karotte

Kartoffel

Knoblauch

Kohl

Meerrettich

Paprika

Pastinake

Porree

Radieschen

Romanesco

Rosenkohl

Rote Beete

Schalotte

Sellerie Spinat

Tomate

Wirsing

Wurzelpetersilie

Zucchini

Zwiebel

Obst:

Ananas

Apfel

Aprikose

Banane

Beeren

Birne

Brombeere

Heidelbeere

Kirsche

Melone

Mirabelle

Nektarine

Orange

Pampelmuse

Pfirsich

Pflaume

Quitte

Rote Johannisbeere

Schwarze Johannisbeere

Stachelbeere

Weintrauben

Zitrone

Zitrusfrüchte

Zwetschge

Tierprodukte

Eier

Fisch

Fleisch (Muskelfleisch)

Geflügel

Herz

Leber

Niere

Salate:

Bindesalat

Blattsalat

Eisbergsalat

Endivie

Garten-Ampfer

Kopfsalat

Mangold

Portulak

Rucola

Schnittsalat

Nüsse:

Haselnuss

Kokosnuss

Macadamia

Mandel

Paranuss

Pecannuss

Walnuss

Pilze:

Austernsaitling

Kräutersaitling

Steinpilz

Champignon

Judasohr

Stockschwämmchen

Shiitake

Pfifferling

Maronenröhrling

Fazit:

Auch wenn Sie auf Getreide, Hülsenfrüchte und Milchprodukte verzichten müssen, wenn Sie der Paleo-Ernährung folgen möchten, gibt es doch eine große und ausreichende Anzahl an alternativen Lebensmitteln, mit denen man kreative und leckere Gerichte zaubern kann, um eine vielseitige Ernährung zu gestalten.

Mit Paleo 30 – das sollten Sie wissen

Wenn Sie mit der Steinzeiternährung kochen möchten, dann gibt es bei der Zubereitung kein Kalorienzählen, wie bereits vorab mehrmals erwähnt wurde. Hier ist „genießen“ nicht nur einfach erlaubt, sondern es ist Pflicht. Wird hingegen ständig irgendetwas verboten, dann klopft früher oder später der Heißhunger an, was wiederum zu mehr oder weniger schlechten Gewissen führt.

Zur Wiederholung: Wenn es um den Einkauf geht, dann sollten Sie Bio-Lebensmittel-Läden vorziehen, die Produkte aus der Region anbieten. Wichtig ist ebenso, dass Sie an die jeweilige Saisonalität der Produkte denken. Fernerhin sollten Sie allenfalls nur das Fleisch kaufen, das von Tieren stammt, die mit Gras gefüttert wurden oder das aus der freien Wildbahn stammt. Wenn solche Produkte nicht erhältlich sind, braucht Sie kein schlechtes Gewissen zu plagen, wenn Sie zur Alternativen greifen.

Die Zubereitung der Gerichte ist nicht anders als gewohnt. Doch es gilt, dass grundsätzlich die Speisen wie zur Zeit der Steinzeit gegart werden sollten. Sicherlich haben wir kein offenes Feuer zur Verfügung, jedoch kann das Fleisch auch auf einen Grill zubereitet werden. Im Grunde ist alles möglich: Ob roh, gekocht oder gebacken.

Es empfiehlt sich auch die Anschaffung eines Slowcookers, bei dem das Garen bei niedriger Hitze für weiches Fleisch sorgt. Auch Gemüse kann darin hervorragend und schonend zubereitet werden.

Ein fester Bestandteil einer jeden Mahlzeit sollte frisches Obst und Gemüse darstellen – egal, ob pur oder als süße Beilage zu Fleisch, Geflügel oder Fisch.

Alles kann ganz nach Belieben mit Kräutern, Currys, Pfeffer, Chili, und Gewürzen abgeschmeckt werden.

Wichtig ist jedoch, dass Sie regelmäßig essen. Daher sollten Sie unbedingt versuchen, drei Hauptmahlzeiten einzuhalten. Desweiteren sollten Sie immer so viel essen, bis das Sie sich angenehm satt fühlen. Wenn Sie zwischendurch Hunger haben, ist selbstverständlich ein Snack erlaubt.

Als Berufstätiger müssen Sie planen und das ist wichtig. Daher sollten Sie am Tag vorher die doppelte Menge zubereiten, damit Sie für den folgenden Arbeitstag Proviant haben. Sie sollten die Gerichte so auswählen, dass diese gut in der Lunchbox Platz finden. Hier sind beispielsweise kaltes Roastbeef, gegrillte Putenstreifen, Salat, Rohkost oder kleingeschnittenes Obst bestens geeignet. Desgleichen sollten Sie im Büro bzw. an der Arbeitsstelle stets eine Flasche Olivenöl griffbereit liegen haben.

Eine Beispiel-Woche (7 Tage): Rezepte

Tag 1

Frühstück:

Zwei Karotten, Rosinen, zwei gekochte Eier und ein kleingeschnittener Apfel. Dazu entweder Kräutertee oder Kaffee.

Mittagessen:

Gegrillter Lachs und als Beilage Lauch und Pilze.

Dazu einfach eine Stange Lauch und 100g Champignons putzen, kleinschneiden und in einem Esslöffel Olivenöl dünsten. Anschließend mit Salz und Pfeffer abschmecken. 150 g Lachsfilet in einem Esslöffel Olivenöl anbraten, dann salzen und pfeffern. Mit dem Gemüse garnieren und servieren.

Abendessen:

Gefüllte Zucchini

Den Backofen auf 230 Grad vorheizen! Dann eine kleine Zucchini der Länge nach halbieren und aushöhlen. Eine Schalotte, zwei Esslöffel Tomatensugo, eine Messerspitze Petersilie, ½ gehackte Knoblauchzehe und ein Esslöffel gehackte Pekannüsse mit dem Fruchtfleisch erhitzen und dann die Zucchini damit füllen. Das Ganze dann für 30 Minuten im vorgeheizten Ofen garen.

Tag 2

Frühstück:

Rührei aus 2 Eiern mit Basilikumstreifen und Tomaten zubereiten, dazu eine Grapefruit und Kräutertee oder Kaffee servieren.

Mittagessen:

Brokkolisuppe

¼ Zwiebel zusammen mit einer Knoblauchzehe in einem Teelöffel Olivenöl andünsten, bis sie glasig sind. Nun 200 g geputzte Brokkoliröschen und 200 ml Hühnerbrühe dazugeben und das Ganze für 10 Minuten köcheln lassen.

Die Suppe mit einem Pürierstab oder Mixer pürieren und dann mit Muskatnuss und Pfeffer abschmecken.

Abendessen:

Pikante Hühnerbrust

Einen Esslöffel Limettensaft, ein Esslöffel Zitronensaft, eine gehackte Knoblauchzehe, einen Esslöffel Leinöl und je eine Messerspitze Kreuzkümmel, Kurkuma, Paprikapulver und weißen Pfeffer in einem Gefäß mit einem Mixer zu einer Soße vermengen. 200 g

Putenbrust in Streifen oder Scheiben schneiden und diese dann in einer Grillpfanne fünf Minuten von jeder Seite anbraten.

Mit der Soße übergießen und genießen.

Tag 3

Frühstück:

200 g kaltes Roastbeef, eine Schale Himbeeren mit Walnüssen. Dazu Kräutertee oder Kaffee. Das Roastbeef kann mit Pfirsich-Salsa genossen werden (siehe 7. Tag)

Mittagessen:

Guacamole-Salat

Eine Avocado in eine stückige Paste zerdrücken, mit zwei Teelöffel Limettensaft, ½ Knoblauchzehe und je einer Messerspitze Chili und Zwiebelpulver vermengen. Das Ganze gut verrühren und dann mit Kopfsalatblättern sowie einer kleingewürfelten Tomate servieren.

Abendessen:

Garnelen mit Zitrone

In zwei Esslöffel Olivenöl eine gehackte Knoblauchzehe andünsten. 15 g Garnelen (küchenfertig) dazugeben und garen, bis sie rosa sind. Dann einen Esslöffel Zitronensaft und ein Teelöffel gehackten Dill untermengen. Zum Servieren mit Petersilie und einer Zitronenspalte anrichten.

Tag 4

Frühstück:

½ Honigmelone mit 100 g magerem Kochschinken. Dazu Kräutertee oder Kaffee genießen.

Mittagessen:

Rinderfiletspitzen mit Tomatensoße

200 g Tomaten enthäuten und mit einem bis zwei Teelöffel Zitronensaft in einem Mixer pürieren. ½ Schalotte in zwei Teelöffel Olivenöl anbraten und dazu 200 g geschnetzelte Rinderfiletspitzen hinzugeben und anbraten. Die Tomatensoße dazugeben und das Ganze dann für ca. eine Stunde köcheln. Anschließend mit Zimt und Pfeffer abschmecken.

Abendessen:

Mandel-Huhn-Salat

200 g gekochtes Hühnerbrustfilet mit einer Handvoll Salatblättern, die zuvor kleingeschnitten wurden, vermengen. Dann 50 g Mandelblättchen und halbierte Weintrauben zugeben. Alles vorsichtig verrühren. Den Salat vor dem Servieren mit zwei Teelöffeln Leinöl, einem Teelöffel Orangensaft und einer Messerspitze Curry abschmecken.

Tag 5

Frühstück:

Ein bunter Obstteller mit Weintrauben, Kiwi, Beeren, Apfel und Banane. Dazu Walnüsse und einen Kräutertee oder Kaffee.

Mittagessen:

Krabben-Salat

200 g gekochtes Krabbenfleisch in Stücke zupfen, nachdem es abgekühlt ist. Diese dann mit je ½ kleingeschnittenen Sellerie und Paprika vermengen. Die Mischung mit Zwiebelpulver, Pfeffer, Zitronensaft und Leinöl Mayonnaise vermischen. Den Salat zum Servieren mit ½ Avocado, die in Scheiben geschnitten wurde, garnieren.

Für die Leinöl Mayonnaise (125 ml): Ein frisches Ei, ein Esslöffel Zitronensaft, ½ Teelöffel gemahlene Senfkörner. Alle Zutaten im Mixer pürieren und dann 120 ml Leinöl unterrühren.

Abendessen:

Ratatouille

Eine kleingehackte Schalotte und eine kleingehackte

Knoblauchzehe in einem Topf mit einem Esslöffel Olivenöl andünsten. ½ Zucchini, ½ Aubergine, eine kleine Paprika und zwei bis drei Tomaten kleinschneiden und zu den Zwiebeln geben.

Alles kurz aufkochen und dann für 30 Minuten bei niedriger Hitze köcheln lassen.

Tag 6

Frühstück:

Ein Rührei aus 2 Eiern bestehend, 200 g gebratene Putenbruststreifen und Rohkostgemüse nach Wahl. Dazu eine Orange und Kräutertee oder Kaffee.

Mittagessen:

Hackfleischbällchen

Dafür 200 g mageres Rinderhackfleisch mit einem Teelöffel Olivenöl vermengen, eine kleine gewürfelte Karotte sowie eine Schalotte in Würfeln dazugeben. Dann ein Ei sowie eine Messerspitze Knoblauchpulver der Masse hinzufügen und alles zu einem glatten Teig verarbeiten.

Daraus mit der Hand kleine Bällchen formen und diese in eine ofenfeste Form legen. Die Bällchen mit Olivenöl beträufeln und im Backofen bei 180 Grad für 40 Minuten garen.

Abendessen:

Lachssteak mit Curry-Soße

Dem Backofen auf 180 Grad vorheizen. Ein Lachsfilet von 200 Gramm in eine Auflaufform legen. Eine

Messerspitze Cayennepfeffer, ein Teelöffel Curry und ½ Teelöffel Kurkuma mit 50 ml Hühnerbrühe und zwei Teelöffel Weißwein vermischen.

Dies über das Fleisch träufeln und die Form mit Alufolie abdecken und für 20 Minuten garen.

Tag 7

Frühstück:

200 g kaltes Roastbeef und Tomatensalat. Tomaten dafür in Scheiben schneiden und mit Kräutern, Olivenöl und Pfeffer würzen. ½ Ananas und Kräutertee oder Kaffee.

Mittagessen:

Waldorf Salat

Dafür einen roten Apfel in Spalten schneiden, mit zwei Esslöffel frisch gepressten Zitronensaft, einem Esslöffel Leinöl und ½ in feine Ringe geschnittene Sellerie vermengen. Unter das ganze dann vorsichtig 50 g Walnusskerne und 50 g Rosinen unterheben. Den Salat auf Eisbergsalatblättern servieren.

Abendessen:

Thunfisch mit Pfirsich-Salsa

Für das Salsa zwei reife Pfirsiche schälen und das Fruchtfleisch in feine Würfel schneiden. Je eine klein gewürfelte Schalotte und Paprika, einem Teelöffel gehackte Petersilie, einem Teelöffel Limettensaft und etwas Cayennepfeffer abschmecken. Den Bio-Thunfisch mit Knoblauchpulver und Pfeffer würzen und von jeder Seite für drei Minuten in einer Grillpfanne anbraten.

Snacks für den kleinen Hunger zwischendurch:

Eine Handvoll ungesalzene Macademianüsse

Drei Selleriesticks

Eine Kiwi

Eine Handvoll Rosinen

50 g geräucherte Putenbrust

Drei getrocknete Aprikosen

Eine Handvoll Beeren

Ein hart gekochtes Ei

Eine Karotte

Eine Handvoll Walnüsse

Frühstücksideen nach Paleo – so wird das Frühstück nicht einseitig

Ein Frühstück, das mit Paleo kompatibel ist, kann sehr abwechslungsreich gestaltet werden, wenn man einfach nur über den Frühstücks-Tellerrand blickt. Die Rezepte reichen von einfach bis schwierig, vom heimischen Frühstücks-Tisch bis hin zum Frühstück unterwegs. Von süß bis herzhaft kann somit jeden Tag in der Woche etwas anderes aufgetischt werden.

1. Rührei

Rührei ist ein Klassiker und offeriert viele Kombinationsmöglichkeiten. Ob mit Speck oder ohne, mit klein geschnittenem Gemüse oder sogar mit Apfelkompott.

Wenn Rührei gemacht wird, dann sollte dieses mit reichlich Butter in der Pfanne „gebraten" werden und das bei niedriger Hitze. Wer Zeit hat, kann das Ei auch für 15 Minuten konsequent rühren, damit das Ei langsam und cremig aufstockt. Muss es schnell gehen, dann kann das „schnelle" Rührei ebenso lecker sein, doch darauf geachtet werden, dass es nicht in der Pfanne anbäckt.

Eine beliebte Variante ist es, das Rührei mit ein paar Walnüssen oder Cranberrys oder Schinken zu kombinieren. Verwandt mit dem Rührei ist das gegehrte Spiegelei, das wir hier als Bonusvorschlag nehmen, ohne dafür jetzt einen der sieben Frühstückstage zu verbrauchen.

2. Kokosmilch-Beeren-Smoothie

Er geht schnell, ist lecker und er macht einiges her: Der Smoothie! Dafür einfach eine Dose Kokosmilch und eine Packung Beeren (wenn es nicht anders geht, 2 x 250 g tiefgekühlte Früchte) in einen Mixer schütten und alles schön glatt pürieren. Von diesem Smoothie werden gleich zwei Personen satt oder es wird wahlweise eine Portion mit zur Arbeit genommen. Die Kokosmilch im Smoothie ist, aufgrund des guten Fetts, ein guter Energielieferant für den Tag. Die Beeren sind ebenso gute Vitaminlieferanten, und sorgen zudem für einen unwahrscheinlich leckeres Geschmackserlebnis.

Wer möchte, der kann selbstverständlich noch mehr Zutaten und Kombinationen ausprobieren, wie beispielsweise etwas Minze und Zitronensaft. Durch andere Früchte entstehen vielfältige Möglichkeiten unterschiedliche Geschmacksvarianten zu erleben.

3. Gebeizter Lachs

Sie können sich alles zu Hause gönnen, was Ihnen schmeckt - dazu gehört auch gebeizter Lachs. Dieser ist sehr schnell angerichtet und ist toll zu variieren. Beispielsweise mit Meerrettich, auf italienische Art mit Pesto oder aber mit Wasabi für einen japanischen Touch.

4. Omelettes zum Mitnehmen

Wer auf Dienstreise oder auf die Baustelle zum Arbeiten geht und dazu früh raus muss, der lässt oftmals das Frühstück zu Hause ausfallen. Doch Frühstück aus der Bäckerei oder an der Autobahnraststätte fällt ebenfalls flach. Was ist nun also zu tun?

Ganz einfach: Ein Omelett am Vorabend machen. Drei Eier mit Salz und Pfeffer abschmecken, verquirlen und dann mit reichlich Butter in einer Pfanne (zugedeckt) langsam stocken lassen. Nach 5 – 7 Minuten das Omelett drehen. Anschließend das Omelett auf Butterbrotpapier oder Alufolie legen und dann mit Salat und Schinken belegen. Ein Klacks Pesto drauf und dann wie einen Burrito mit Hilfe der Folie zusammenrollen. Das Ganze dann noch in eine Serviette rollen und schon ist das Frühstück für unterwegs in der Tasche.

5. Paleo Pancakes

Diese Frühstücks-Idee ist eine Spezialität für das Wochenende. Der Paleo Pancake.

Da Mandeln in der Paleo-Ernährung etwas in Verruf sind, da Sie über einen hohen Anteil an Omega 6 Fettsäuren verfügen, können diese durch Macadamia Nüsse ausgetauscht werden. Doch auch Kochbananen sind super lecker, wenn man diese mit Eiern und Butter zu einem Teig verarbeitet.

Ein Paleo Pancake kann wie ein Brot belegt werden! Da passen Schinken, Leberwurst oder auch Butter mit ein wenig Ahornsirup super dazu.

6. Studentenfutter

Egal ob zum Frühstück, als Zwischendurch-Snack oder als Notfall-Ration, wenn man unterwegs ist: Studentenfutter ist an jedem Kiosk erhältlich. Studentenfutter ist nichts anderes als eine Mischung aus Nüssen und Trockenobst. Dieses „Frühstück“ ist eine nette Abwechslung und ebenso ein sehr leckerer Snack. Doch die Devise heißt: Nicht damit übertreiben aufgrund der Nüsse, die Omega 6 –Fettsäuren enthalten!

7. Quark mit Apfelmus

Milch und Milchprodukte haben einen Zwischenstatus in der Paleo-Ernährung und befinden sich in der „Grauzone“. So sind diese Produkte für den „harten“ Kern der Paleo-Fans ein absolutes No Go, für andere hingegen hier und da akzeptabel. Paleo-Profis basieren gelegentlich ihr ganzes Frühstück beispielsweise auch auf frischer Bio-Milch (oder Rohmilch).

Wenn Sie Milchprodukte gut vertragen, dann ist Quark eine sehr günstige und einfache Eiweiß- und Fettquelle. Ist Quark par excellence mit etwas Apfelkompott aufgepeppt, so ergibt dies ein leckeres und schnelles Frühstück oder ein prima Snack für zwischendurch.

Bonus: Die Reste vom Vortag

Zumeist bleibt irgendetwas von der Paleo-Ernährung am Tag über. Warum ist es nicht möglich, diese am Morgen für das Frühstück wieder aufzuwärmen? Hier kommen wir zur Frühstücks-Idee Nummer acht, als Bonus sozusagen.

Es ist nicht vorgeschrieben, dass ein Frühstück immer süß schmecken muss, denn auch Geschnetzeltes, Steak, Salat oder Gemüse sind eine hervorragende Abwechslung zum Frühstück.

Fazit

Sieben verschiedene Frühstücks-Ideen plus zwei Bonus Ideen machen bereits neun verschiedene Frühstücks-Variationen. Vielleicht finden Sie für sich die zehnte, elfte und zwölfte Idee!

Nachwort

Die 5 Fehler, die gern gemacht werden, bei der Paleo-Ernährung

1. Fehler: Zu viele Früchte

Selbstverständlich sind Früchte während der Paleo-Ernährung erlaubt, denn sie sind natürlichen Ursprungs. Doch Sie dürfen niemals vergessen, dass wir, im Gegensatz zu unseren „Vorfahren“ in einer Überfluss-Gesellschaft leben und somit ständig Zugriff zu den Lebensmitteln haben. Wird die Sucht nach Süßen im Laufe der Paleo-Diät mit zu viel Früchten befriedigt, so ist dies aufgrund der darin enthaltenen Fruktose eher ein schlechter Ausgleich. Der Grund: Die Fruktose kann dem Körper Schaden zufügen, da hohen Mengen an dem Fruchtzucker vorherrschen.

Ganz besonders Früchte wie Mangos, Weintrauben und Bananen enthalten sehr viel Furchtzucker. Daher sollten Sie eher auf Früchte zugreifen, die über weniger Fruktose verfügen, wie beispielsweise Beeren oder Grapefruits. Vor allem während der ersten 30 Tage bzw. dem 30-Tage-Programm sollten Sie versuchen, die Sehnsucht nach Süßigkeiten nicht mit massenhaft Früchten zu stillen.

2. Fehler: Fast Food – viele Anwender versuchen es zu ersetzen

Selbstverständlich, und von der technischen Seite aus gesehen, sind Pfannkuchen nach Paleo-Art, die mit Mandelmehl hergestellt wurden oder Paleo-Brot sowie Süßkartoffel-Pommes und Muffins mit Kokosmilch ein Ersatz. Doch für viele, die der Paleo-Ernährung folgen, sind diese Dinge nur ein „kleiner" Ersatz für das heißgeliebte Junkfood. Ein Minuspunkt ist hier jedoch, dass diese über sehr viele Kalorien verfügen, und daher als Sättigungs-Beilage eher geringfügig geeignet sind. Diese Speisen enthalten weniger Proteine, die so wertvoll für den Erfolg der Paleo Diät sind. Weiterhin wird auch weniger Gemüse gegessen – ein herber Nachteil.

3. Fehler: Falsche Fette

Einer der größten Fehler, der bei der Paleo-Ernährung gemacht wird ist, dass zu viele Nüsse und Samen gegessen werden oder besser gesagt, dass ein Überkonsum stattfindet. Sicherlich sind diese erlaubt, aber es muss stets bedacht werden, dass zu viele Nüsse auch eine sehr hohe Menge an Omega-6-Fettsäure enthalten und diese Entzündungen im Körper fördern. Zudem ist weiterhin Phytinsäure in Nüssen enthalten! Nüsse verfügen im Allgemeinen über eine sehr hohe Energiedichte und das bei einer sehr geringen Masse, was eventuell dazu führen kann, dass das Fettverlust-Ziel in die Ferne rückt. Eine Handvoll Nüsse pro Tag ist die maximale Menge – wenn der Nuss nicht nachgegeben werden kann, sollte hier mindestens der Macadamia den Vorzug geben werden.

4. Fehler: Es wird zu wenig gegessen

Wer sich nach Paleo ernährt, der muss NICHT hungern! Viele derjenigen, welche der Paleo Diät folgen, vergessen das und setzen diese Ernährungsform mit einer „echten" Diät gleich. Hier heißt jedoch der Leitsatz: Du hast Hunger, dann iss! Vor allem dann, wenn ein gesunder Mix aus Fett, kohlenhydrathaltigem Gemüse und Proteinen gegessen wird, hält das Sättigungsgefühl viel länger an. Fernerhin wird so der Körper auch konstant mit Energie versorgt.

Aus diesem Grund sollte lieber eine Portion Fleisch oder Fisch am Mittag gegessen werden, als das man am Nachmittag Hunger leidet.

5. Fehler: Hier muss man die Zahlen vergessen

Es kann nicht oft genug erwähnt werden, dass Paleo ist KEINE KLASSISCHE DIÄT! Wenn Sie sich auf Zahlen fokussieren und grundsätzlich am Tag Punkte, Blöcke und Kalorien zählen, dann missachten Sie die Signale, welche Ihnen Ihr Körper sendet. Außerdem sollte auch die Waage im Schrank bleiben, zumindest am Beginn der Paleo-Ernährung. Der Grund ist, dass es besonders zu Beginn der Paleo-Ernährung es immer wieder zu Gewichtsschwankungen kommt, welche jedoch nicht gleich darauf hinweisen, dass man sich falsch ernährt hat. Bedenken Sie immer: Es geht um Ihre Gesundheit und diese ist nicht immer in Zahlen messbar.

Fassen wir zusammen:

Was darf gegessen werden?

Da die Paleo-Ernährung ausschließlich auf dem Verzehr von Lebensmitteln basiert, die bereits schon in der Steinzeit verwendet wurden, ist es am einfachsten, dass Sie sich daran orientieren, was die Natur zu bieten hat.

Proteine (Eiweiße)

Mindestens 25% der täglichen Kalorien sollten den Nährstoff Eiweiß ausmachen!

Hierfür dienen als beste Quellen:

Lamm und Rind:

Ideal ist es, wenn diese aus Weidehaltung stammen (Grashaltung).

Geflügel und Schwein:

Die Qualität des Fleisches ist hier abhängig von der Art des Tierfutters.

Innereien:

Sie sind gleichzeitig auch eine prima Vitamin- und Mineralstoffquelle.

Wild:

Zumeist ist freies Wild artgerecht gehalten.

Eier:

Entweder aus Bio- oder Freiland-Haltung.

Fisch:

Hier bietet sich der wildgefangene Fisch an. Fette Kaltwasserfische wie Hering, Sardinen und Lachs. Doch auch Fische aus der Region (Süßwasserfische) sind ideal wie beispielsweise Forelle.

Fette

Sie sind die optimale Energiequelle und daher speichert der Körper auch überschüssige Energie als Fett. Die langkettigen Fette erfüllen zudem auch wichtige Funktionen, wie beispielsweise als Baustein für Muskel- oder Nervenzellen.

Gute Quellen sind tierische Fette wie beispielsweise:

Butter

Rinder- und Lammfett

Bio-Eier

Fette Kaltwasserfische

Schweine- und Gänseschmalz, sofern das Tier aus artgerechter Haltung stammt.

Ausgewählte pflanzliche Fette sind beispielsweise:

- **Kokosfett** – eignet sich hervorragend zum Braten.

- **Olivenöl**

- **Avocados**

- **Macadamia- und Kokosnüsse**

Andere Nüsse, jedoch nur in Maßen, aufgrund des hohen Omega-6-Verhältnisses

Kohlenhydrate

Es ist nicht abzustreiten, dass der Körper Kohlenhydrate benötigt, denn mit ihnen versorgt er das Gehirn, sämtliche Zellen und auch den Bewegungsapparat mit Energie.

Doch es ist nicht zwingend erforderlich, dass diese Kohlenhydrate über die Nahrung dem Körper zugeführt werden, sondern dass der Körper in der Lage ist, diese bei Bedarf selbst durch Glukoneogenese herzustellen. Dafür benötigt er Eiweiß und Fett. Wer sich wenig bewegt oder den Wunsch hegt, Gewicht zu reduzieren, der sollte nichtmehr als 100 g Kohlenhydratanteile zu sich nehmen.

Besonders gute Kohlenhydratquellen sind beispielsweise einige Gemüsesorten. Gemüse, die stärkehaltig sind, wie Kartoffeln oder Süßkartoffeln, können je nach körperlicher Belastung gegessen werden.

Ein weiterer wichtiger Energielieferant ist Obst. Daher ist es wichtig, dass bei Wunsch auf Gewichtsreduktion, bei Erkrankungen an des Stoffwechsels wie beispielsweise Diabetes, nicht mehr als 2- 3 Stück Obst pro Tag konsumieren werden sollten. Hier zählt allerdings die körperliche Aktivität sowie das Ausgangsgewicht.

Ganz besonders empfehlenswert sind Beeren, da diese den wenigsten Zucker enthalten.

Flüssigkeit

WICHTIG! Sie müssen viel Wasser trinken! Das Beste ist, dass Sie auch zu Kräutertees greifen und nur gelegentlich eine Tasse Kaffee trinken!

Darauf sollten Sie verzichten:

- Jegliches Getreide und alle Getreideöle
- Milch und Milchprodukte
- Hülsenfrüchte inklusive Sojaprodukte und Erdnüsse
- Industriell hergestellte Lebensmittel
- Industriell verarbeitete Öle
- Alle „Nahrungsmittel“ welche über eine E-Nummer verfügen, und auch auf alles das mit „-Fose“ (Zucker) endet
- Süße Getränke aller Art, dazu zählen nicht nur Limonaden, sondern auch Fruchtsäfte.

Zum Schluss noch ein paar abschließende Tipps

Es wird Ihnen oftmals passieren, das Verwandte, Freunde und Arbeitskollegen Sie eigenartig taxieren werden. Wenn das so sein sollte, dann sagen Sie einfach: "Ich probiere eine neue Diät aus.". Dies ist nunmehr der Zeitpunkt, an dem wieder alles in geordnete Bahnen gelangt. Sie können auch sagen „Mein Arzt ist der Meinung, dass ich das Nahrungsmittel XY eine Woche auslassen sollte, damit eine Allergie ausgeschlossen werden kann".

Aber auch die Wahrheit kann helfen „Ich habe gelesen, dass dieses und jenes sehr schädlich für den Körper ist und somit möchte ich einmal ein paar Wochen ausprobieren, ob das stimmt."

Wenn es um das Frühstück geht, dann ist das zumeist mit den größten Umstellungen verbunden. Das geliebte frische Brötchen oder Croissant fällt weg. Doch hier sind ja bedenkenlos Eier die beste Wahl. Egal ob gekocht, als Rührei, Spiegelei oder Omelett und vieles mehr. Kombiniert mit Speck, Butter oder Gemüse, kann nach Herzenslust geschlemmt werden.

Mit Start in das Paleo 30-Tage-Programs ist es sinnvoll alle „Lebensmittel", die gemieden werden sollten, aus dem Kühlschrank und der Vorratskammer zu verbannen und dieses an Bedürftige zu verschenken. So entgeht man der Versuchung! Sie werden sehen, wie gut das beim Start hilft! Fakt ist nämlich, dass jeder am Anfang einmal schwach wird.

Führen Sie ein paar Wochen (30 Tage) die Steinzeit-Ernährung ganz konsequent durch und machen Sie mit. Am Ende des 30-Tage-Programms entscheiden und beurteilen Sie selbst, wie Sie sich fühlen, wie Sie aussehen und welche Erfahrungen Sie mit Paleo gemacht haben. Probieren Sie aus, wie der Burger oder der Kuchen schmeckt oder wie der Teller Bolognese Nudeln noch auf Sie wirkt. Kurz gesagt: Urteilen Sie selbst!

Diese Erfahrung kostet nichts, birgt keine Risiken und bringt Ihnen den ultimativen Beweis, dass die Paleo Ernährung wahrhaftig funktioniert.

Jetzt sind Sie dran!

Probieren Sie es aus und machen Sie Ihre persönliche Paleo Erfahrungen.

Ihr
Michael Iatroudakis

Quellen - Informationsseiten

Syndrom X ...ein Mammut auf den Teller / N. Worm

Die Steinzeit-Diät / Arthur de Vany

Leben ohne Brot / Wolfgang Lutz

http://blog.tillsukopp.de/home/paleo-ernahrung-was-ist-das-eigentlich-teil-1-von-2

http://blog.tillsukopp.de/home/paleo-ernahrung-was-ist-das-eigentlich-teil-2-von-2

http://www.urgeschmack.de/die-paleo-diaet/

http://www.paleo360.de/

http://paleowiki.de/index.php/Paleo_f%C3%BCr_blutige_Anf%C3%A4nger

http://www.paleo360.de/category/rezepte/

http://www.paleo360.de/gesunde-ernaehrung/paleo-ernaehrung/

http://www.paleo-plan.de/

http://echt-bio.ch/ist-die-populaere-paleo-diaet-falsch/

http://blog.paleosophie.de/

www.zuckerwirtschaft.de

Arthur De Vany „Die Steinzeit-Diät" Zitat: S. 63 (ISBN:978-3-864700-00) (Fleisch, das tierische Eiweiß)

S.238 Buch: Syndrom X oder Ein Mammut auf den Teller / Dr. N.Worm (Pflanzenfette)

Diverse Webseiten zum Thema „Paleo“

Barfuß-Schuhe / Anbieter:

www.vibram-fivefingers.de

www.joe-nimble.com/de /

www.vivobarefoot.de

Paleo Fitness Webseiten:

www.movnat.com

www.natur-pfade.de

www.wildfitness.com

www.outdoorgym.de

Paleo-Webseiten/-Blogs:

www.urgeschmack.de

www.paleosophie.de

www.paleo360.de

Empfohlene, ergänzende und weiterführende Literatur zum Thema: „Paleo "

Die Cholesterin-Lüge / Walter Hartenbach

Befreite Ernährung / Christian Opitz

Die Steinzeit steckt in unseren Knochen / Detlev Ganten

Syndrom X ...ein Mammut auf den Teller / N. Worm

Die Steinzeit-Diät / Arthur de Vany

Leben ohne Brot / Wolfgang Lutz

Essbare Wildpflanzen: 200 Arten bestimmen und verwenden / Steffen Guido Fleischhauer

Handbuch der Gewürze: Würzkunst, Warenkunde...

Krebszellen lieben Zucker – Patienten brauchen Fett und Eiweiß von Prof. Dr. Ulrike Kämmerer

Echt künstlich: Das Dr.-Watson-Handbuch der Lebensmittel-Zusatzstoffe

Paläo Power: Das Wissen der Evolution nutzen für Ernährung, Gesundheit und Genuss von Sabine Paul

Paleo Lifestyle: Steinzeitfitness im 21. Jahrhundert / Michael Iatroudakis

Born To Run / Christopher McDougall

Über den Autor

Lizenzierter Fitnesstrainer und -Lehrer, zertifizierter MovNat-Trainer, Ausbildung zum Heilpraktiker, Ernährungsberater. Befasst sich seit über 15 Jahren mit alternativen Heilmethoden und Energiearbeit.

Bereits erschienen (Bücher / eBooks):

Die Matrix-Diät:„Abnehmen m. Körper, Geist & Seele"

Der Smoothie-Guide:…ein unterhaltsamer Ratgeber

Xylit:„Das süße Wundermittel"

Der Paleo-Lifestyle: Steinzeitfitness im 21. Jahrhundert

Der Matcha Tee: Das grüne Wunder aus Japan

Das Kokosöl: Das Geheimnis äußerer Schönheit, stabiler Gesundheit und grenzenloser Energie

Die Steinzeit-Diät: In 28 Tagen zum Wohlfühlgewicht

Die Smoothie-Diät: Gesund und lecker abnehmen mit selbstgemachten Smoothies

Kolloidales Silber: Das natürliche Antibiotikum für Mensch, Tier und Pflanze

Moringa Baum: Mehr Gesundheit, mehr Energie und jünger aussehen mit dem Wunderbaum

Die Zistrose: Das Wunderkind unter den Heilpflanzen

Omega 3: Die wiederentdeckte Fettsäure gegen Herz-Kreislauferkrankungen…

4 **SuperFoods:** Matcha-Tee, Kokosöl, Moringa-Baum, Zistrose (Sammelband 1)

Vitamin D: Das Superhormon gegen Herz-Kreislauferkrankungen, Krebs, Depressionen, Grippe und mehr…

Projekt Diät: Artgerecht zum Wohlfühlgewicht / Sammeband

Wasser: Das Lebenselixier für Gesundheit, Vitalität und Wohlbefinden

Vitamin K: Das vergessene Vitamin

Der Vitamin D & K Faktor: Der Rundumschutz für chronische Erkrankungen

4 Super-Foods: Vitamin D, Wasser, Gerstengrassaft, Omega 3 (Sammelband 2)

Die Steinzeiternährung / Paleo 30: Das 30 Tage Programm für Anfänger

Krafttraining: Kraft ist die bessere Medizin / Krafttraining für Anfänger

Die Löffel-Liste: Dinge die Sie tun sollten bevor Sie ablöffeln

Therapie Sport: Die unterschätzte Heilkraft der Bewegung

Smoothie Guide Kompakt: Wie Eltern es schaffen, dass ihre Kinder Obst und Gemüse essen

Intermittierendes Fasten: Mehr Energie, mehr Gesundheit durch Kurzeit-Fasten

Der Detox-Plan: Gesundheit, Lebensenergie und jünger aussehen durch natürliche Entgiftung

Super Detox: Mehr Lebensenergie durch Fasten und Entgiftung (Sammelband)

Zucker: Die (süße) tödliche Verführung [Fettleibigkeit, ADHS, Herz-Kreislauferkrankungen…

Kokoswasser: Das Natürliche Elixier des Lebens (Anti-Aging, Entgiftung, Sport, Kokosnuss…

Die Kokosnuss: Die Wunderfrucht aus den Tropen (Sammleband)

10 Superfoods: Powerfoods für mehr Gesundheit, mehr Lebensenergie und natürliches Anti-Aging

Kakao: Die wundersame Heilkraft der Kakaobohne

Kokosöl: Das Wunder-Öl in der täglichen Praxis ...über 17 Anwendungsmöglichkeiten

Weitere Neuerscheinungen siehe unter:

www.my-kindle-ebooks.de

Homepage:

www.smoothie-guide.de

www.xylit-xylitol.com

www.der-paleo-lifestyle.de

Ich gebe Ihnen eine Garantie

Mir ist es sehr wichtig, dass Sie aus diesem Buch den größtmöglichen Nutzen ziehen. Sollten Sie dennoch enttäuscht sein und Sie keinerlei Nutzen verzeichnen könnten, dann schreiben Sie mir eine E-Mail und ich erstatte Ihnen ohne Wenn und Aber den Kaufpreis zurück.

In dieser Hinsicht vertraue ich Ihnen als ehrlichem Menschen.

Bitte um ein Feedback

Eine persönliche Bitte:

Sollte irgendetwas in diesem Buch nicht stimmen.
Sollte eine Behauptung nicht richtig sein.
Haben Sie einen Abschnitt/ein Kapitel nicht verstanden?
Haben Sie sich über einen Satz/einen Abschnitt aufgeregt?
Habe ich Sie in irgendeinem Satz beleidigt?
Habe ich irgendwo undeutliche Formulierungen benutzt?
Und ergänzend alles andere…

Dann nehmen Sie mit mir Kontakt auf:

info@my-kindle-ebooks.de

Dieser Weg ist mir lieber, als wenn der Leser dieses Buch mit negativen Gefühlen beschließt.

Berichten Sie mir Ihre persönlichen Erfahrungen der Steinzeiternährung, ich würde mich über Ihr Feedback freuen…

Rechtliches

Haftungsausschluss/Disclaimer

Der Besuch unserer Seiten kann nicht den Arzt ersetzen. Suchen Sie bei unklaren oder heftigen Beschwerden unbedingt einen Arzt auf! Die Informationen auf unseren Seiten sind vom Autor und Verlag sorgfältig recherchiert und zusammengestellt worden.

Dennoch kann keine Garantie übernommen werden. Die hier dargestellten Informationen dienen nicht Diagnosezwecken oder als Therapieempfehlung. Eine Haftung des Autors und Verlages für Personen-, Sach- und Vermögensschäden durch die Gesundheitstipps und Rezepte auf unseren Seiten wird ausgeschlossen.

Herausgeber:

Michael Iatroudakis
Drewitzer Str. 1
14478 Potsdam
Tel. 0160-12 444 15
Email: info@my-kindle-ebooks.de

6128956R00076

Printed in Germany
by Amazon Distribution
GmbH, Leipzig